INTRODUCTION.

Nous avons publié, en 1849, dans les *Archives générales de médecine*, un ensemble de faits qui démontrent l'identité de la maladie improprement appelée méningite cérébro-spinale épidémique, et de celle qui, sous le nom de typhus, a exercé ses ravages dans une grande partie de l'Europe, au commencement du XIX⁰ siècle, et notamment pendant les années 1813 et 1814. C'était établir implicitement que le typhus de cette époque, c'est-à-dire le véritable typhus, n'avait rien de commun avec la fièvre typhoïde, ainsi qu'on le croit encore assez généralement aujourd'hui.

Le hasard a mis depuis lors entre nos mains un document très-peu connu et d'une haute importance ; nous voulons parler de l'instruction du 27 janvier 1814, adressée, lors de la manifestation du typhus à Mayence, à tous les préfets de l'Empire. Ce document officiel peut être considéré comme résumant l'opinion des médecins les plus éclairés de l'époque, auxquels on ne saurait contester une

grande familiarité avec le typhus observé par eux
pendant une longue série d'années, et sur des théâtres variés. On y remarque les passages suivants :

« Le typhus s'annonce ordinairement par une
« pesanteur le long de l'épine, par des douleurs
« lombaires, des vomissements, une douleur de
« tête violente, des convulsions, des exacerbations
« régulières, du délire pendant la nuit, une déglu-
« tition difficile. A Mayence, le typhus paraît sou-
« vent sous la forme d'une encéphalite, avec mal
« de tête s'étendant du vertex à l'occiput, et se
« prolongeant le long de la colonne épinière. Il y a
« état comateux ou délire féroce, dans quelques
« cas tétanos général, expulsion de lombrics.....
« Il faut s'abstenir avec soin de la saignée... Dans
« le cas de tétanos, on a tiré de grands avanta-
« ges, etc., etc., etc. »

Cette description officielle du typhus dispense de
tout commentaire. Dans ce nouveau travail, nous
appelons une attention particulière sur quatre points
principaux : 1° l'absence *possible* de toute lésion
anatomique lors de l'autopsie; 2° la communicabi-
lité très-probable de la maladie; 3° le danger du
traitement par la saignée; 4° les avantages du traitement par l'opium à haute dose.

HISTOIRE

DE LA MALADIE DÉCRITE SOUS LE NOM

DE

MÉNINGITE CÉRÉBRO-SPINALE

ÉPIDÉMIQUE,

FIÈVRE CÉRÉBRO-SPINALE,

TYPHUS CÉRÉBRO-SPINAL.

Une maladie remarquable par sa gravité et par l'extension de ses ravages dans ces dernières années, a surgi vers 1837 dans le midi de la France. Circonscrite à cette époque dans un petit nombre de villes, elle a, depuis lors, porté ses coups successivement dans presque toutes nos places de guerre et villes de garnison. Bien qu'elle ait régné, à diverses reprises, dans nos places frontières du Midi, du Nord et de l'Est, elle a épargné jusqu'ici les États limitrophes; en revanche, elle a franchi, en 1840, la Méditerranée, et inauguré ses ravages en Algérie; enfin on l'a vu, dans ces derniers temps, suivre nos régiments jusque sur le sol de la Romagne. Nous voulons parler de la maladie décrite sous le nom de méningite céré-

1

bro-spinale épidémique, par les Allemands sous celui de *Cerebral Typhus*, par les Italiens sous le nom de *tifo apoplettico tetanico*.

Divers travaux relatifs à cette importante question ont été publiés dans le *Recueil de mémoires de médecine, de chirurgie et de pharmacie militaires* (1). Ce nouveau travail a pour objet de retracer l'ensemble des documents fournis par l'expérience et de signaler les *desiderata*, en d'autres termes de résumer l'état de la science et l'histoire de la maladie.

L'histoire de chaque science présente deux périodes distinctes : une première, celle de la constatation des faits ; une seconde, celle de leur rapprochement, de leur comparaison et de l'établissement des principes. Chacune de ces deux périodes a besoin de parcourir ses phases, et la seconde ne peut commencer avec fruit que lorsque la première a accompli sa mission. La science fait fausse route, toutes les fois que l'esprit des hommes se montre trop pressé d'aborder la seconde période. Nous pouvons nous livrer aujourd'hui à l'étude scientifique de la méningite, avec l'ensemble des faits colligés pendant les quatorze dernières années par un grand nombre d'observateurs et sur des théâtres variés. Le temps aussi a permis d'interroger le passé et de mettre à profit les documents fournis par la littérature médicale des autres époques. En appuyant la science sur cette double base, on peut espérer, dit l'illustre Baglivi, l'établir solidement : *Non enim in humani profecto ingenii acumine sita est ars præstantissima, quam diligens, accurata, et sagax notatio naturæ atque animadversio peperit ; sed potius variis cujusque ætatis doctorum laboribus coacervata sapientia dicenda est, hominumque multorum mens in unum quasi collecta.*

---

(1) Voir les T. XLVIII, LIV et LIX.

HISTORIQUE.

La connaissance du passé est d'un haut intérêt dans l'étude des maladies populaires; elle conduit à une appréciation plus juste des causes et de la symptomatologie, et donne une base plus solide à la thérapeutique et à l'hygiène. Toutefois, le rapprochement des faits ne devient réellement fécond qu'à la condition de porter sur des affections du même genre. Sous ce rapport, l'histoire de la maladie qui nous occupe présente de grande difficultés. Et d'abord, la maladie était-elle connue des anciens? Assurément, si l'on s'en tient à la dénomination *méningite*, la réponse est péremptoirement négative. Cependant, en examinant avec attention la littérature du passé, on est contraint de reconnaître au moins une certaine analogie entre la méningite d'aujourd'hui et quelques maladies décrites, tantôt sous le nom de frénésie, tantôt sous celui de typhus, plus rarement sous celui de tétanos. Nous disons *quelques* maladies, car il est constant que beaucoup d'épidémies anciennes, décrites sous les mêmes dénominations, n'ont aucun rapport avec la méningite cérébro-spinale des modernes.

En ce qui concerne la frénésie en particulier, il semblerait que, dans les écrits d'Hippocrate, la *phrénitis* s'applique particulièrement à la désignation de certaines fièvres paludéennes accompagnées de délire ou d'autres symptômes cérébraux. Cependant, il est permis de croire que le mot n'avait pas toujours la même acception, si l'on en juge d'après l'insistance avec laquelle Asclepiade, après avoir proscrit la saignée du traitement des phrénétiques, recommandait l'emploi de la médication narcotique, la seule qui nous ait produit jusqu'ici quelques succès bien avérés dans le traitement de la méningite. Voici le passage dans lequel Celse résume cette médication :

Asclepiades perinde esse dixit phreneticis sanguinem mitti, ac si trucidentur... Sed in his somnum quæsivit... Omnibus vero sic affectis somnus et difficilis et præcipue necessarius est : sub hoc enim plerique sanescunt. Quidam somnum moliuntur, potui dando aquam in qua papaver aut hyoscyamum decoctum sit (1).

Faut-il voir une méningite dans l'épidémie d'Abdère qui éclata d'une manière subite sous l'influence d'un soleil ardent, pendant que les citoyens assistaient à la représentation d'une pièce d'Euripide ? Ce serait assurément aller trop loin. On peut en dire autant de la maladie qui se manifesta en France en 1482, et sur laquelle Mézeray s'exprime ainsi : « Il courait alors dans la France, une dangereuse et mortelle maladie qui affligeait indifféremment les grands et les petits .. C'était une espèce de fièvre chaude et frénétique qui s'allumait tout d'un coup dans le cerveau et le brûlait avec de si cruelles douleurs, que les uns s'en cassaient la tête contre les murailles, les autres se précipitaient dans les puits... On en attribuait la cause à quelque maligne influence des astres, etc. » (Mézeray, t. II, p. 746.)

Forestus cite une frénésie de 1545, avec *dolor plerumque capitis, renum calor cum lassitudine.* Il ajoute : *verminum maxima copia per os vivi evomuntur.*

En ce qui concerne les phrénésies observées en Egypte par Prosper Alpin, il y a lieu d'y voir des fièvres pernicieuses de nature paludéenne. Voici, en effet, comment s'exprime cet auteur (*De medicina Ægyptorum,* L. 1, t. xiii et xiv, p. 23 et 24) : *Antiqua aqua palustris ac putrefacta novæ permista, ad potum*

---

(1) *A. Cornel. Celsi de médicina Lib. III C. XVIII.* — Les meilleures éditions portent : *aut hyoscyamus decocta sit.* — Nous avons cru devoir substituer à cette formule, d'une correction au moins douteuse, celle que nous donnons ici, et qui est d'ailleurs adoptée par quelques commentateurs.

et cibum usitata, insignes parit in corporibus putre-
dines, a quibus eæ pestilentes febres facile fiunt.

On lit dans Palmarius (Paumier) l'histoire d'une
maladie *putride* qui régna à Paris en 1568 : *ab atro-*
cissimo capitis dolore initium capiebat. Déjà à cette
époque, les médecins tendaient à en faire une *mé-*
ningite. Paumier proteste en ces termes : *Non cerebri*
aut membranarum ipsius inflammatio, sed maligna
pestilentis veneni pernicies. Il est digne de remarque
que les partisans de la saignée n'étaient guère plus
heureux alors qu'ils ne le sont aujourd'hui : *Qui*
sanguinem abunde mittebant, mortem accersebant. At
contra, qui cardiacis medicamentis pugnabant quam
plurimos a morte vindicabant. Incredibile dictu quam
multos necarit eorum, qui nihil in febribus præter
obstructionem agnoscunt, imperita stoliditas; dum mit-
tendi sanguinem nullam finem facerent, attrito na-
turæ robore, omnes misere perdebant. (*De morb. con-*
tag. Paris, 1578, p. 317.)

Les méthodes de description du xvie siècle laissent
encore tant à désirer, que nous nous abstiendrons
de parler de la maladie décrite par les auteurs sous
le nom de *morbus capitis,* *morbus pannonicus.* Peut-
être serait il permis de voir un cas de méningite dans
l'observation suivante de Stoll, relative à un jeune
soldat qui, en 1779, arrivait de la guerre de Hongrie.
Die 29 aprilis, juvenis 26 annorum ad nosocomium
venit... Quidam referebant hoc bello inter levis ar-
maturæ milites stipendia meruisse... Dolor occipitis
atque cervicis subinde, potissimum vesperi... Pridie
ante mortem, quasi incipiens opisthotonos .. Inter
piam meningem et arachnoïdeam pus excurrebat. Le
fait suivant, également rapporté par Stoll, pourrait se
rattacher à la même maladie : *Famulus quidam 28*
annorum, cum fratri ex febre putrida mortuo et
valde amato parentaret, tristari initio cæpit... Elapso
biduo, petechiæ conspiciebantur... Le malade périt le
17e jour ; à l'autopsie on trouva : *Magna seri copia*
inter binas meninges.

Il faut arriver au commencement du xix⁰ siècle pour rencontrer quelques descriptions un peu moins incomplètes. Ainsi, la maladie observée en 1805 à Genève par Vieusseux est manifestement une méningite cérébro-spinale. Cette même affection est observée dans l'armée prussienne par Hufeland de 1806 à 1807; en 1807 à Briançon par M. Billerey; en 1811 à Dantzick par M. Gasc; en 1813 à Brest par Arnoult; en 1813 et 1814 à Mayence par Petit; en 1814 à Paris par MM. Biett et Pellerin, à Grenoble, à Pont-à-Mousson; en 1815 à Metz par M. Rampont; en 1816 dans la garnison bavaroise de Sarreguemines par M. Seitz (1); en 1823 au Mans par M. Pingrenou.

Genève, 1805 (2). La maladie se manifeste en janvier 1805 dans une famille composée d'une femme et de trois enfants. Deux de ces derniers sont atteints et meurent en moins de 24 heures. Quinze jours après, elle se montre dans une famille du voisinage, composée du père, de la mère et de cinq enfants. Parmi ces derniers, quatre sont atteints et succombent après 14 à 15 heures de maladie. Un jeune homme, demeurant dans la maison attenante, est frappé et il meurt dans la nuit, « ayant le corps violet. » La maladie disparaît au mois de mai, après avoir fait 33 victimes. Les caractères indiqués sont : invasion brusque et pendant la nuit, vomissements de matière verte, céphalalgie atroce, roideur dans l'épine dorsale, déglutition difficile, convulsions, exacerbations nocturnes, pétéchies ; mort survenant après 12 heures à 5 jours de durée de la maladie. « L'autopsie montre « le cerveau gorgé de sang, et absence d'altération « des autres viscères. Dans un petit nombre de cas le « cerveau est dans son état naturel. »

---

(1) Seitz, *Der Typhus, namentlich nach seinem Vorkommen in Bayern. Erlangen*, 1847.

(2) Mémoire sur la maladie qui a régné à Genève au printemps de 1805, par Vieusseux. Journal de méd. de Corvisart, frimaire an xiv.

Nous empruntons les passages suivants à l'instruction du Ministre de l'intérieur du 27 janvier 1814 (1) :
« La maladie qui règne dans quelques départements
« s'annonce ordinairement par des rêvasseries noc-
« turnes, de la pesanteur le long de l'épine dorsale,
« des douleurs lombaires, des vomissements, une
« douleur de tête violente »

Parmi les symptômes, nous remarquons : « sensa-
« tion de froid, tiraillement douloureux dans les
« mollets, convulsions légères, exacerbations régu-
« lières et délire pendant la nuit, déglutition difficile.
« A Mayence, le typhus paraît souvent sous la forme
« d'une encéphalite, avec mal de tête, s'étendant du
« vertex à l'occiput, et se prolongeant le long de la
« colonne épinière. Il y a état comateux ou délire
« féroce; dans quelques cas, tétanos général, expul-
« sion de lombrics..... Les femmes et les vieillards
« sont moins exposés..... Il faut s'abstenir avec soin
« de la saignée (p. 20)..... Dans le cas de tétanos
« (p. 26), on a tiré de grands avantages... Le vin
« pur doit être regardé toujours comme médicament
« (p. 27). »

Paris, 1814. M. Biett a publié plusieurs observations détaillées, recueillies par lui en 1814 à l'hôpital Saint-Louis de Paris. Nous prenons au hasard une des observations rapportées par cet auteur (2).

Obs. 1re. Cotier, soldat au 32ᵉ de ligne, est transporté le 8 mai 1814 à l'hôpital Saint-Louis; dès le lendemain : céphalalgie, clignottement continuel des paupières ; les yeux ne paraissent supporter la lumière qu'avec peine ; l'ouïe semble également éprouver la plus vive exaltation ; langue rouge et sèche, nausées, gêne de la déglutition ; épigastre douloureux à la pression ; chaleur vive de la peau ; respiration haute et suspi-

____

(1) Instruction du Ministre de l'intérieur sur le typhus ; in-4°. — Ce document est devenu très-rare.
(2) Biett, de la frénésie aiguë idiopathique. Thèse de Paris 1814, nᵒ 73.

rieuse; pouls petit, fréquent; gêne très-marquée dans les mouvements du cou et du tronc. Emulsion, saignée du pied et du bras, elles ne fournissent que très-peu de sang, quoique les veines aient été largement ouvertes. Vers le soir : somnolence lorsque le malade est livré à lui-même; mais dès qu'on le touche, agitation très-vive; efforts pour sortir du lit; cris aigus; convulsion des muscles de la face; propos vagues et difficulté extrême de répondre aux questions qu'on lui fait. Le troisième jour : face rouge et animée; regard fixe; pupilles dilatées et immobiles; conjonctives injectées, larmes involontaires; contraction et roideur des muscles érecteurs du cou et du tronc; décubitus opiniâtre sur le côté gauche; impossibilité de proférer une seule parole; diarrhée; excrétion involontaire de l'urine. Le quatrième jour : augmentation sensible de l'état tétanique des muscles postérieurs du cou et du tronc, soubresauts de tendons, pupilles très-dilatées et insensibles à la plus vive lumière, yeux fixes et immobiles, œdême érysipélateux du côté gauche de la face, respiration courte et embarrassée, pouls fréquent, roide, intermittent; en peu de temps, tous ces symptômes s'aggravent considérablement, et le malade expire à trois heures après midi.

Ouverture du cadavre. Vaisseaux de la dure-mère gorgés d'un sang noir et coagulé. L'arachnoïde était le siège d'une inflammation pour ainsi dire générale; elle était rouge, épaisse, injectée sur la convexité des hémisphères, ainsi qu'à la face intérieure du cerveau; elle était en outre couverte d'une exsudation séropurulente très-considérable, et tellement abondante au côté gauche, qu'elle formait une couche épaisse entre les deux faces contiguës de l'arachnoïde. Vers ce même côté, et près de la partie correspondante à la face coronale, on remarquait un léger épanchement de sang; la pie-mère offrait aussi, en cet endroit, une infiltration assez marquée. La substance médullaire du cerveau avait une couleur rosée, et

présentait une multitude de points rouges et sangui-
nolents; du reste, cette substance était assez ferme.
Les ventricules latéraux contenaient six à sept onces
de sérosité jaunâtre; le gauche en contenait plus que
le droit. En poursuivant les recherches jusque dans
le canal vertébral, on trouva des traces également
évidentes de cette terrible phlegmasie; l'arachnoïde
spinale était enflammée et très-épaissie dans tout son
trajet; l'exsudation séro-purulente, répandue sur
tous ces points, était surtout fort abondante vers la
partie inférieure du canal.

Assurément il est impossible de demander une
description plus claire et plus complète de la maladie
que nous étudions. En ce qui regarde le traitement,
voici un passage de la thèse de M. Biett bien digne
d'être cité : « *Un célèbre professeur de cette école*
« *m'a assuré avoir retiré les plus grands avantages*
« *du laudanum liquide donné à très-haute dose dans*
« *le début de la maladie* (p. 31). »

Grenoble, 1814. — « Il y avait, dit M. Comte (1),
roideur tétanique de la tête et du tronc, produite
par l'état inflammatoire de la moelle allongée. J'éta-
blirai deux variétés de cette fièvre typhoïde nerveuse adynamique : l'une avec tétanos, l'autre sans
tétanos. Elle se manifesta à Grenoble, pendant les
mois de février, mars et avril 1814, parmi les hommes
de la garnison. La plupart venaient de l'armée du
Mont-Blanc, où, pendant des froids très-rigoureux, ils
avaient fait un service pénible, toujours dans la neige,
et exposés jour et nuit à de grandes fatigues; ils
appartenaient presque tous aux dernières levées. La
maladie débutait comme une véritable fièvre catar-
rhale, nerveuse ou ataxique; au bout de deux ou trois
jours, les yeux devenaient vifs et brillants, la conjonctive s'injectait, les muscles de la face présentaient des
mouvements convulsifs, puis survenait une roideur

---

(1) **Journal de Méd. de Sedillot. Paris, 1816.**

tétanique de la partie supérieure du corps, la tête étant constamment renversée et immobile. Les douleurs de tête étaient vives et constantes, et s'élevaient principalement à la partie postérieure du cou ; il survenait un délire plus ou moins violent. La maladie atteignait fréquemment des individus en traitement à l'hôpital pour d'autres affections (1). MM Billerey et Bilon, médecins attachés aux hospices, et qui virent les premiers malades, pensèrent, d'après quelques rapports parvenus sur la fièvre dite nerveuse de Dresde, de Leipsick et de Mayence, que c'était la même maladie. Plusieurs personnes de la campagne, qui avaient logé des soldats autrichiens, moururent de la maladie. Une demoiselle de Grenoble, qui était allée visiter ses parents malades à la campagne, rentra en ville, où elle succomba à la maladie compliquée de roideur tétanique. Chez tous les sujets morts, on trouva constamment les vaisseaux sanguins du cerveau dilatés, des traces d'inflammation, des portions de ce viscère comme macérées, ses diverses cavités contenant une plus ou moins grande quantité de sérosité. Les recherches, poussées jusque dans le canal vertébral, ont constamment découvert des traces de phlegmasie sur la surface interne de l'enveloppe de la moelle ; des traces semblables, livides ou d'un rouge obscur dans la moelle même, avec des portions de la surface macérées et présentant une suppuration manifeste. »

Pour abréger, nous passons sous silence la période de 1814 à 1836. A dater de 1837, la maladie prend un développement qui commande l'attention. Elle se manifeste dans le sud-ouest de la France, sur deux lignes, dont l'une s'étend de Bayonne à La Rochelle, en passant par Dax et Bordeaux, et dont l'autre, longeant la frontière des Pyrénées, s'étend de Bayonne

---

(1) L'auteur cite entre autres un infirmier-major qui fut atteint de la maladie avec tétanos. Deux médecins, MM. Mauclère et Rousset, succombèrent.

à Perpignan, en traversant Auch, Foix et Narbonne.
Après avoir atteint, en 1839, un certain nombre de
villes du Midi, telles que Nîmes, Avignon et Toulon,
où se trouvent les dépôts des divers régiments de
l'armée d'Afrique, on voit la maladie, tout à coup, se
manifester, en 1840, dans la garnison de Douera, à
quelques lieues d'Alger. Dans la même année, elle
exerce ses ravages dans le royaume de Naples et
dans les États de l'Église (1).

En 1844, elle se montre dans la population civile de
Gibraltar (2); et, dès l'année suivante, nous la voyons
atteindre, à Philippeville (Algérie), la seule population maltaise des portefaix, en commençant par ceux
qui s'occupent du déchargement des navires. Dans la
même année, 1845, la maladie exerce ses ravages à
Douera, dans le 36ᵉ de ligne, au moment même où
elle tue, à Toulon, dix-huit hommes du dépôt du
même régiment. En 1846, la maladie, après s'être

---

(1) Voir, pour la manifestation de la maladie en Italie, les publi-
cations ci-après :

S. de Renzi, *sul tifo apoplettico tetanico, osservato nel circondario di Cervaro e luoghi prossimi nella Terra di Lavoro, 1840.—
Napoli, 1840*; in-8°.

G. Spada, *sul tifo apoplettico tetanico osservato nel circondario
di Cervaro, 1840. — Napoli, 1840*; in-8°.

G. Semmola, *l'epidemia di Cervaro; in Osservatore medico,
n° 22.*

S. de Renzi, *Rivista di varii lavori sul morbo di Cervaro, e che
pur crassa nella stessa metropoli di quel regno.—Napoli,* 1841.

A. J. da Maida, *sul tifo apopl. tetan. di Calabria. — Filiatre
sebezio,* 842.

G. del Zio, *Epidemia di Melfi. — Ibid.*

G. Pagano, *qualche parole intorno alla febbre soporosa convul-
siva detta communemente Torcicollo.*

L. Aranco, *Epid. di Pisco pagano nella Lucania. — Filiatre
sebez.,* 1842.

G. Angeluzzi, *Epid. di Controne. — Felectu seb.,* 1842.

Razzono, *Epid. di Durazzano. — Ibid.*

G. Falese, *Épid. di Mesuraca. — Ibid.*

*Pareri dei medici francesi intorno le nostre epidemie.— Filiatre
sebezio; Agasto,* 1842.

(2) Gilchrist, *sketch of the meningitis which appeared at Gibraltar in the early part of 1844. London, medic. Gaz.,* 1844.

manifestée dans la garnison d'Alger, se propage à la population civile européenne ainsi qu'à la population arabe. Dans la même année elle se montre en Irlande. Enfin, elle règne en France en 1847, 1848, 1849 et 1850, dans un grand nombre de localités. Elle a atteint quelques soldats français en Italie, en 1849 et en 1850. La Belgique (1), la Suisse et le Grand-Duché de Bade ont été épargnés.

Voici quel a été le théâtre des manifestations successives de la maladie en France pendant la période de 1837 à 1848 :

1837. Bayonne, Dax, Bordeaux, La Rochelle, Auch, Foix, Narbonne.

1838. Bayonne, Dax, Rochefort, Toulon.

1839. Bayonne, Bordeaux, Rochefort, Versailles, Saint-Cloud, Chartres, Metz, Nîmes, Avignon.

1840. Bayonne, Versailles, Rambouillet, Caen, Givet, Metz, Strasbourg, Laval, Le Mans, Château-Gontier, Tours, Poitiers, Avignon, Grenoble, Montbrison, Perpignan.

1841. Perpignan, Bayonne, Versailles, Rambouillet, Cherbourg, Strasbourg, Haguenau, Illkirch, Schelestadt, Lunéville, Nancy, Metz, Toul, Tulle, Le Puy, Laval, Blois, Lorient, Château-Gontier, Joigny, Périgueux, Poitiers, Ancenis, Dijon, Grenoble, Saint-Étienne, Avignon, Pont-Saint-Esprit, Aigues-Mortes, Marseille.

1842. Versailles, Nantes, Lyon, Grenoble, Marseille, Aigues-Mortes, Colmar.

1843. Versailles, Bayonne, Auch, Grenoble, un village de la Haute-Loire.

1844. Grenoble, un village de Seine-et-Marne.

1845. Avignon, Grenoble, Bayonne, Saint-Jean-de-Luz.

---

(1) Il résulte d'une lettre que nous adresse M. Vlemynx, inspecteur général du service de santé de l'armée belge, que pas un homme de cette armée n'a été atteint de méningite.

1846. Lyon, Grenoble, Avignon, Marseille, Montpellier.

1847. Paris, Orléans, Bourges, Lyon, Avignon, Montpellier, Grenoble, Metz, Ajaccio (deux cas).

1848. Voiron, Grenoble, Saint-Etienne, Lyon, Avignon, Nîmes, Beaucaire. Saint-Hippolyte-du-Fort, Marseille, Orléans, Vernon, Dijon, Paris, Cambrai, Bouchain, Lille, Châlons-sur-Marne, Verdun, Metz, Lunéville, Strasbourg.

En Algérie, la maladie s'est montrée, depuis 1840. dans les localités ci-après :

1840. Douera.

1844. Constantine

1845. Douera, Philippeville, Constantine, Batna, Sétif.

1846 Alger, Médeah, Orléansville, Philippeville, Stora, El-Arouch, Constantine.

1847. Ghelma, Constantine, Alger, Douera, Médéah.

Landes et Basses-Pyrénées, 1837. — Le 15 mars 1838, M. Lespès, médecin des épidémies à Saint-Sever, Landes, informait la société de médecine de Bordeaux que la maladie du département des Landes avait débuté au commencement de 1837, d'après les uns dans l'intérieur des terres, selon les autres à Dax, Bayonne, Mugron, Tartas. On avait pensé qu'elle avait été importée à Saint-Sever par quelques individus venus de l'extrémité occidentale des Pyrénées : « Tout à coup, et sans prodrômes, écrivait M. Lespès, l'individu est pris de céphalalgie violente d'une nature inconnue à ceux qui l'éprouvent, de douleurs dans les reins, dans les membres, aux doigts, aux orteils. Il y a vomissement, perte de la vue, de l'ouïe, exaltation de la sensibilité tégumentaire, coma, stupeur, délire, tétanos précédé de convulsions. Quelques malades sont foudroyés et meurent dans quelques heures ; d'autres luttent et se traînent longtemps, recouvrant certaines facultés ; d'autres ne se rétablissent pas. »

Rochefort, 1838 *et* 1839 (1).—Vers la fin de 1837,
le 18ᵉ léger quitté le théâtre de la maladie décrite
par M. Lespès, pour se rendre à Rochefort; du 15
janvier au 8 février, 7 hommes de ce régiment sont
atteints de méningite, et six succombent. Tous les
autres corps de la garnison sont épargnés. La maladie semblait avoir disparu complètement, lorsque,
le 14 décembre 1838, elle commence à se manifester
parmi les forçats du bagne. Dès le 31 décembre,
14 forçats et 5 gardes-chiourmes avaient été atteints
et presque tous avaient succombé, 2 avant leur entrée
à l'hôpital, 4 une heure après, 8 vingt-quatre heures
après. Dans le courant de janvier 1839, la maladie
atteint 68 forçats, 13 surveillants et 25 ouvriers et
autres individus.

« Concentrée dans la chiourme durant les premiers
jours de janvier 1839, dit M. Lefèvre, elle frappe ensuite les ouvriers travaillant dans les ateliers voisins
du bagne, et que leur service appelait journellement
dans l'arsenal. Ceux qui peuvent changer souvent de
linge sont préservés. Ainsi les paillots, les écrivains,
les tailleurs ne fournissent aucun cas. Le 9 janvier,
la maladie enlève très-rapidement la femme d'un
garde-chiourme habitant la ville, puis elle fait des
victimes sur divers points, et quelquefois plusieurs
sur le même point. Du 24 au 30 janvier, 3 femmes
sont atteintes rue du Rempart, aux nᵒˢ 18 et 24 qui
sont très-rapprochés. A la préfecture maritime, elle
atteint un gardien, deux forçats jardiniers, et un enfant qui travaillait à la fonderie. A la fin d'avril, 5 ouvriers d'artillerie et d'autres ouvriers appartenant
également à la direction d'artillerie sont atteints successivement en peu de jours, et succombent presque
tous. Le mois suivant, une maison de la rue des Ver-
mandois, assez rapprochée de l'arsenal et habitée par

---

(1) M. Lefèvre, médecin et professeur à l'hôpital de la marine de
Rochefort, *Annales maritimes et coloniales*, avril 1840.

la famille Mondain, devient le théâtre de la maladie. En neuf jours, le père, charpentier de l'arsenal, trois de ses enfants et la fille Triaud, sont atteints, et, sur ces cinq personnes, trois meurent en fort peu de temps. A l'hôpital, la maladie atteint quelques hommes entrés pour d'autres affections.... A l'infirmerie du bagne, un condamné chargé du soin des malades, homme fort et vigoureux, succombe... Un second infirmier meurt à l'hôpital du bagne.... A l'hôpital de la marine, un chirurgien de 3ᵉ classe éprouve les premiers symptômes de la maladie, après avoir fait l'autopsie d'un forçat qui avait succombé à l'épidémie. »

Versailles 1839 1). — Vers la fin de 1838, le 18ᵉ léger, que nous avons vu atteint de méningite à Rochefort, à son arrivée de la frontière des Pyrénées, quitte cette dernière ville pour se rendre à Versailles. Dès le mois de février 1839, six hommes de ce régiment, habitant tous la même chambre, sont frappés à peu de jours d'intervalle. « Jusqu'à la fin de mars, la maladie règne à peu près exclusivement dans le 18ᵉ léger. Dès le 5 mars, les casernes occupées par ce régiment sont évacuées, et cette mesure paraît produire un effet avantageux.... A la fin de mars, deux compagnies sont détachées à Chartres, où elles fournissent, dès leur arrivée, deux malades qui succombent avec tous les symptômes de la maladie de Versailles.... Une recrudescence a lieu en mai, et six malades habitant la même chambre sont frappés. Deux hommes sont atteints à l'hôpital, après y être entrés pour d'autres affections. »

Sur 154 militaires atteints, 116 appartiennent au 18ᵉ léger ; sur 66 décès, 48 sont fournis par ce régiment. Le 55ᵉ de ligne, le 4ᵉ de cuirassiers et le 2ᵉ de hussards ne fournissent chacun qu'un seul décès ; le 4ᵉ de ligne n'en donne aucun.

---

(1) Rapport de M. Faure-Villar.

Avignon 1839 (1). — La maladie se manifeste pour la première fois en 1839, et elle s'y reproduit en 1840 et 1841. En 1840, trois femmes attachées à l'hospice où sont traités les militaires, sont atteintes successivement. Ce sont une sœur, une lingère, et une infirmière; cette dernière est frappée en soignant une jeune fille atteinte de méningite. La maladie se reproduit en 1845, 1846, 1847 et 1848, et chaque fois la population civile, envahie après la population militaire, fournit son contingent à l'affection régnante. Vers la fin de 1847, le dépôt du 3ᵉ léger se rend d'Avignon à Nîmes. Il ne fournit plus aucun cas de méningite; en revanche, une trentaine d'hommes des bataillons de guerre, et récemment arrivés d'Afrique, sont atteints, et plusieurs succombent. (Lettre du conseil d'administration du 3ᵉ léger à M. le sous-intendant militaire Christiani.)

Marseille 1841 (2). — Au mois de décembre 1841, le 3ᵉ bataillon du 62ᵉ de ligne quitte Pont-Saint-Esprit où règne la méningite, pour se rendre à Marseille. Plusieurs hommes sont atteints en route, et la maladie continue d'exercer ses ravages dans le bataillon après son arrivée dans cette dernière ville, sans atteindre cependant le 20ᵉ léger, caserné à une certaine distance. Dans le courant de janvier 1842, les deux bataillons de guerre du 62ᵉ de ligne, venant d'Afrique, débarquent à Marseille, où ils ne tardent

---

(1) Mémoire de M. Chauffard, dans *Revue médicale* de 1842; et rapport de M. Artigues, médecin ordinaire. Voir aussi : Gérard, sur la fièvre cérébro-spinale d'Avignon, en 1840 et 1841 (*Journ. des conn. méd.*, septembre 1842, p. 105);— H. Barnouin, Mémoire sur la méningite cérébro-spinale épidémique d'Avignon : Avignon, 1842, in-8°;—Beaugrand, Histoire de l'affection cérébro-spinale épidémique qui a régné à Bordeaux, Versailles, Strasbourg, Avignon, etc., pendant les années 1839 à 1841 (*Journ. des conn. méd.*, mars 1843, p. 161).

(2) Ces faits ont été constatés par nous même, comme médecin en chef des salles militaires de l'Hôtel Dieu de Marseille, par M. Bousquet, chirurgien-major du 62ᵉ de ligne, et par M. Cardailhac, aujourd'hui chirurgien-major au 5ᵉ régiment de dragons.

pas à fournir leur contingent à la maladie importée de Pont-Saint-Esprit.

Aigues-Mortes, 1841 à 1842 (1). — « La maladie, dit M. Schilizzi, éclate le 24 novembre 1841, et continue, à quelques courtes interruptions près, jusqu'au 4 mars 1842. Souvent plusieurs membres d'une même famille sont frappés presque simultanément... Dans une famille composée de dix membres, cinq individus sont atteints et quatre succombent. Souvent la femme soignant son mari, ou la mère sa fille, suivent ou précèdent dans la tombe l'objet de leur affection... Sur 56 douaniers habitant la ville, 7 succombent... Sur 160 malades atteints en tout, 120 meurent... Sur une garnison composée de 80 hommes, pas un homme n'est atteint. »

Strasbourg, 1840 à 1841 (2). — La maladie commence en octobre 1840, par le 7e de ligne, récemment arrivé à Strasbourg, et qui avait perdu quatre hommes de méningite en route. Pendant trois mois, ce régiment fournit presque seul les malades. Le 69e, dont deux compagnies habitent en commun une même caserne avec une fraction du 7e de ligne, est atteint en décembre; la maladie gagne le 29e de ligne et le 11e d'artillerie en janvier 1841, le 34e de ligne et le 1er d'artillerie en février; enfin, le régiment des pontonniers n'est atteint qu'en mars, c'est-à-dire six mois après la première apparition de la maladie dans Strasbourg. Dans la population civile, le premier cas ne se manifeste qu'en janvier. A dater de cette époque, la maladie suit une marche croissante jusqu'en juin, et elle continue de sévir après la cessation de l'*épidémie* militaire. Elle domine dans

---

(1) Schilizzi, relation historique de la méningite cérébro-spinale qui a régné à Aigues-Mortes de 1841 à 1842. Montpellier, 1842.

(2) Voir les monographies de MM. Forget et G. Tourdes; une thèse doctorale de M. Wünschendorf; enfin un mémoire de M. Frankl, ayant pour titre : *Die Epidemie zu Strassburg. Wien*, 1845.

les rues étroites ; dans l'une d'elles on observe quatre malades.

« A l'arsenal, dit M. Tourdes, plusieurs individus travaillant ensemble sont frappés simultanément ; six cas se développent, dans un espace de temps très-court, dans les rues voisines de ce bâtiment. Plusieurs ouvriers ayant des relations avec la troupe sont atteints. Du 27 mars au 18 avril, j'ai vu quatre cas appartenant à des ouvriers qui travaillent à la fonderie et à l'arsenal. Presque en même temps, d'autres cas se groupaient autour d'eux, dans les petites rues du Broglie qu'ils habitaient. »

On compte, parmi les individus atteints : 2 chirurgiens militaires, 1 élève en médecine, 5 infirmiers, 7 enfants de militaires. De Strasbourg, la maladie s'étend à Bouxwiller, à Bischwiller, à Schwindratzheim, à Illkirch, et jusqu'à Wissembourg. Mais, dit M. Wünschendorf, à mesure qu'elle s'éloigne de son berceau, elle perd de son intensité. A Wasselonne, lieu de passage continuel pour les militaires, 8 habitants sont atteints ; enfin, la maladie envahit Haguenau, mais elle y épargne la maison centrale de détention.

Le tableau suivant résume la marche de la maladie dans la garnison de Strasbourg.

DATES.	7e de ligne.	69e de ligne.	29e de ligne.	11e d'artillerie.	1er d'artillerie.	34e de ligne.	Pontonniers.
Octobre 1840.......	1	//	//	//	//	//	//
Novemb. id.	2	//	//	//	//	//	//
Décemb. id.	7	1	//	//	//	//	//
Janvier 1841.......	24	3	5	1	//	//	//
Février id.	1	19	2	7	5	9	//
Mars id.	3	14	1	14	8	15	5
Avril id.	2	//	//	5	8	7	6
Mai id.	2	4	//	//	1	1	1
Juin id.	1	//	//	//	1	//	1
TOTAUX.....	43	41	8	27	23	32	13

On voit que la maladie débute en octobre 1840 dans un régiment qui a perdu quelques malades en route, et qu'elle n'atteint les pontonniers qu'en mars 1841.

Voici quelle a été la répartition des décès, par mois, dans la garnison et dans la population civile :

DATES.	GARNISON.	POPULATION CIVILE.
Octobre 1840......................	1	
Novembre id.	3	
Décembre id.	8	
Janvier 1841......................	23	1
Février id.	32	1
Mars id.	36	16
Avril id.	10	23
Mai id.	6	25
Juin id.	3	11
Juillet id.		5
Août id.		4
Septembre id.		2
Octobre id.		0
Novembre id.		0
Décembre id.		2

Schélestadt, 1841 (1). — « Le 29e de ligne, dit M. Mistler, quitte Strasbourg le 20 janvier 1841. A Erstein, il perd un tambour par suite de méningite. Arrivé à Schélestadt le 21, il envoie à l'hôpital un malade atteint de cette même affection. Le 29, je constate dans la population civile le premier cas chez l'enfant d'un cabaretier demeurant près de la caserne, et dont la maison est exclusivement fréquentée par les soldats du 29°. Le 6 février, deux nouveaux cas se présentent sur les deux jeunes filles du boucher qui fournit la viande à la troupe. Peu à peu la maladie envahit tout le quartier, et, dans l'espace de deux à trois semaines, j'observe, pour ma part, une trentaine de cas. Les habitants de l'intérieur de la ville et des quartiers autres que celui de la caserne sont

____

(1) Mémoire de M. Mistler, dans *Gazette médicale de Strasbourg*, année 1841, et lettre de M. Missler à l'auteur.

épargnés. Dans la garnison, la maladie continue ses progrès, mais le 29ᵉ en fait seul les frais. »

Philippeville (Algérie), 1845 à 1846 (1). — La maladie éclate le 24 décembre 1845 dans la population maltaise : elle épargne la population sarde beaucoup plus encombrée, et à peu près complètement la garnison. Le premier malade est un portefaix maltais ; les autres malades civils sont des journaliers, des portefaix, des hommes de peine. Les femmes sont épargnées. Sur 25 malades observés par M. Lagrave, 3 seulement sont militaires. Sur 6 militaires dont les observations nominatives sont sous nos yeux, nous trouvons un infirmier. M. Lagrave insiste sur les douleurs prononcées à la nuque, qu'il éprouva lui-même ; deux chirurgiens sous-aides, attachés à l'hôpital pendant le règne de la maladie, ressentirent des douleurs analogues.

Lyon, 1846 à 1847 (2). — La méningite se manifeste vers la fin de 1846 dans la garnison. Sur 56 malades, 23 appartiennent au seul 61ᵉ de ligne, bien que ce régiment soit caserné au fort Lamotte, situé hors la ville, dans une plaine, fort dont les chambres sont vastes et bien aérées ; 13 autres appartiennent au 67ᵉ. Les 14ᵉ et 15ᵉ d'artillerie, moins bien partagés sous le rapport du casernement, ainsi que la population civile, restent complètement épargnés. « Un soldat du 61ᵉ, dit M. Chapuy, porte à l'hôpital un de ses camarades atteint de méningite. Il est en parfaite santé, il parle, il rit avec ses camarades. A peine de retour à la caserne, il tombe sans connaissance, et il est immédiatement transporté lui-même à l'hôpital, avec tous les symptômes de l'affection régnante, à laquelle il succombe. »

Orléans, 1847 à 1848 (3). — La garnison de cette

---

(1) Rapport de M. Lagrave, médecin ordinaire.

(2) Rapport de M. Cambay, médecin ordinaire, et thèse de M. Chapuy, de la mén. encéphalo-rachid. épid. observée à Lyon de 1846 à 1847 ; Paris, 1847 ; n° 122.

(3) M. Magail, thèse pour le doctorat en méd. Paris, 1848, p. 19, et M. Corbin, mémoire inséré dans *Gazette méd. de Paris*, 1849.

place se composait, à l'époque de l'invasion de la maladie, de trois bataillons de dépôt : 5e et 7e léger, et 21e de ligne. Du 1er décembre 1847 au 28 mars 1848, M. Corbin compte 20 malades, dont 11 du 7e léger, 7 du 5e léger, et seulement 2 du 21e de ligne. Sur ce nombre, 14 succombent.

« L'épidémie semble avoir été importée par le 7e léger, qui venait de Lyon où avait régné la même année la maladie, et s'être communiquée de ce régiment au 5e léger et au 21e de ligne ; à deux reprises, ce sont des hommes qui couchent voisins l'un de l'autre qui sont atteints.... Un enfant de dix-huit mois, d'une belle constitution, fille d'une cantinière qui habitait la caserne du 7e léger, est atteint et meurt ; il avait présenté le renversement de la tête en arrière ; on trouve, à l'ouverture du corps, des pseudo-membranes purulentes sur la portion cervicale de la moelle. Une jeune fille, dit M. Corbin, meurt de la même maladie... L'utérus contient un embryon de 6 à 7 semaines... Elle était la maîtresse d'un militaire, maîtresse avérée et enceinte de lui. »

En 1842, M. Cayol donne à dîner, à Paris, à deux jeunes hommes pleins de santé ; trois semaines plus tard, il apprend à la fois la nouvelle de la mort de ces deux jeunes gens, qui venaient de succomber, à Orléans, à la méningite, en même temps qu'il était appelé, en toute hâte, pour donner ses soins à leur sœur, enfant de douze ans, atteinte de la même maladie. (Communication de M. Cayol à l'auteur.)

Cambrai, 1848 (1). — On a vu plus haut la maladie sévir dans le 5e et le 7e léger à Orléans, et dans le 1er régiment du génie à Metz. Le dépôt du 7e léger vient tenir garnison à Cambrai ; le 16 mars, il entre à l'hôpital un militaire du 5e léger, et, le 30 mars, un homme du 1er du génie. Tous deux meurent de

____

(1) Documents extraits du rapport de **M. Souriguière**, médecin ordinaire, et de celui de **M. Judas**, chirurgien-major du 8e de cuirassiers.

méningite. Le 8e de cuirassiers n'est atteint que le 18 avril : à dater de cette époque jusqu'au 15 juillet suivant, 35 hommes de ce régiment sont frappés ; les quatre premiers malades sont fournis par un seul escadron occupant la caserne, nullement encombrée, dite le *Carré de Paille*. L'infanterie et la population civile sont épargnées.

Saint-Etienne, 1848 (1). — La maladie se manifeste dans la garnison de cette place le 11 juin 1848, et elle dure jusqu'au 30 octobre suivant. L'effectif de la garnison se composait de 1,100 hommes du 22e léger, tous nouvellement arrivés au corps, 1,100 hommes du 13e léger, presque tous anciens soldats, 300 hommes du 12e de dragons. Le nombre des militaires atteints de méningite a été de 107, celui des morts de 28, répartis ainsi :

22e léger......	100 malades, dont	25 décès.
13e léger......	5 malades, dont	2 décès.
12e de dragons.	2 malades, dont	1 décès.

« Il est digne de remarque que les dragons étaient logés dans les combles de l'hôtel-de-ville, c'est-à-dire qu'ils étaient les moins bien partagés sous le rapport du casernement. En ville, deux hommes, camarades de lit, sont frappés à deux jours d'intervalle et meurent. A la caserne Jarre, un homme est transporté à l'hôpital pour un cas foudroyant ; un autre soldat couche dans son lit, et il est frappé vingt-quatre heures après. Trois cas seulement se manifestent dans la population civile ; une cantinière de la garde nationale, enceinte de trois mois, est frappée subitement pendant qu'elle se rend au marché. »

En 1814, la même maladie avait sévi dans la garnison de Saint-Etienne avec beaucoup d'intensité, et de concert avec la fièvre typhoïde. On avait remarqué, parmi les victimes de la méningite, deux infirmiers de l'hôpital.

____

(1) M. Poggioli, chirurgien aide-major au 22e léger.

Metz, 1847, 1848, et 1849 (1). — Le 2ᵉ d'artillerie venant de Bourges, où règne la maladie, et qui avait perdu un homme en route, est le premier atteint. Elle se manifeste ensuite dans le 13ᵉ d'artillerie qui occupe la même caserne, puis dans une batterie du 5ᵉ régiment de la même arme, et dans le 7ᵉ bataillon de chasseurs à pied, caserné dans le voisinage ; enfin la maladie s'étend, dit M. Laveran, au 11ᵉ léger, qui occupe au fort Moselle la caserne dont le rez-de-chaussée constitue une des écuries de l'artillerie. A l'hôpital, trois infirmiers sont frappés. Un chirurgien élève est atteint et succombe. Il en est de même d'un militaire convalescent d'une autre affection. Les détenus de la prison et du pénitencier militaire, au nombre de près de 400, sont épargnés. La population civile ne fournit qu'un faible contingent de malades, et on les constate dans les rues voisines des casernes. Sur neuf malades civils, on compte les deux enfants du portier de l'hospice. D'après M. Laveran, la garnison de Metz, pendant l'épidémie, s'élevait à 7,841 hommes (2) ; les malades et les morts se sont répartis de la manière suivante :

DÉSIGNATION DES CORPS.	EFFECTIF.	MALADES.	MORTS.
2ᵉ Léger	1,105	3	2
11ᵉ id.	1,099	26	17
7ᵉ Bataillon de chasseurs	922	15	5
2ᵉ d'artillerie	935	14	5
13ᵉ id.	1,200	12	7
5ᵉ id.	136	2	2
5ᵉ Compagnie d'ouvriers d'artillerie	62	1	″
1ᵉʳ Régiment du génie	1,702	18	9
1ᵉʳ Compagnie d'ouvriers du génie	101	″	″
7ᵉ Lanciers	26	″	″
Ouvriers d'administration	35	″	″
Infirmiers militaires	131	3	1
Pénitencier militaire	311	″	″
Prison militaire	76	″	″
TOTAUX	7,841	96	48

(1) Rapports de M. Laveran, médecin principal, et de MM. Hecquin et Lamoureux, chirurgiens-majors.
(2) Ce chiffre comprend vingt-quatre officiers.

Ce document met en lumière non-seulement la grande inégalité de répartition de la maladie entre les divers corps de la garnison, mais encore la remarquable immunité des détenus du pénitencier et de la prison militaires. Le tableau suivant présente les entrées à l'hôpital de Metz, par périodes de cinq en cinq jours.

DATES.	2e d'artillerie.	5e d'artillerie.	13e d'artillerie.	2e Léger.	11e Léger.	7e Chasseurs.	Génie.	Infirmiers.	TOTAUX.
Octobre	//	//	//	//	//	//	//	//	//
Novembre	//	//	//	//	//	//	//	//	//
5 au 10 décembre...	//	//	//	//	//	1	//	//	1
10 au 15 id. ...	1	//	//	//	//	//	//	//	1
15 au 20 id. ...	2	//	//	//	//	//	//	//	2
20 au 25 id. ...	2	//	//	//	//	//	//	//	2
25 au 31 id.	1	1	//	1	//	2	//	//	5
31 déc. au 5 janvier..	1	//	1	//	//	//	//	//	2
5 au 10 janvier......	//	//	//	//	//	1	//	//	1
10 au 15 id.	//	//	1	//	//	1	1	//	3
15 au 20 id.	1	1	2	//	//	//	1	//	5
20 au 25 id.	1	//	2	//	//	//	//	//	3
25 au 31 id.	1	//	1	//	7	3	1	//	12
31 janv. au 5 février..	//	//	3	//	5	3	4	//	15
5 au 10 février......	//	//	//	//	2	//	5	1	8
10 au 15 id.	//	//	1	2	3	2	1	//	8
15 au 20 id.	//	//	//	//	5	//	2	1	8
20 au 25 id.	//	//	//	3	//	3	//	//	6
25 au 29 id.	3	1	//	//	//	//	//	//	4
1er au 6 mars........	//	//	//	//	2	1	//	//	3
6 au 10 id.	//	//	//	//	1	1	//	1	3
10 au 16 id.	//	//	//	1	//	1	//	//	2
16 au 21 id.	//	//	1	//	//	//	//	//	1
TOTAUX......	13	3	12	7	27	19	15	3	96

On voit que la maladie, après avoir débuté le 10 décembre, atteint son apogée du 25 janvier au 5 février, époque à laquelle elle décroît successivement jusqu'à son entière disparition.

Saint-Hippolyte-du-Fort (Gard), 1848 (1). — Sur une garnison de 261 hommes du 43e de ligne, 14 hommes sont frappés du 4 au 27 novembre 1848;

---

(1) Rapports de M. Mutel, chirurgien-major, et de M. Blouquier, médecin de l'hospice.

10 malades avaient déjà succombé à cette dernière date. Les médecins de la localité, dont l'un est âgé de quatre-vingts ans, déclarent n'avoir jamais observé cette maladie antérieurement. « Parmi les quatorze victimes, le docteur Blouquier signale le nommé Bravot comme ayant passé la nuit du 16 novembre à l'hospice en qualité de planton. Transporté le 17 à l'hôpital, il meurt le 19 à midi. Le 21, le nommé Ration, en traitement à l'hospice pour blessure légère à la jambe, est frappé à son tour, et se trouve dès le 22 dans un état désespéré. Le nommé Duclos, à l'hospice depuis deux mois et parfaitement guéri, demande et obtient sa sortie. Dans la soirée, il est atteint de méningite; dix heures après, il avait cessé de vivre. Les premiers malades venaient de Beaucaire, où la garnison avait beaucoup souffert de la maladie. Dès le 22 novembre, quelques cas s'étaient manifestés dans la population civile de Saint-Hippolyte, et deux malades avaient succombé..»

Lunéville, 1849 (1). — Vers la fin de l'année 1848, le 9ᵉ régiment de hussards quitte les garnisons d'Arras, de Béthune et de Lille pour se rendre à Lunéville, où il arrive le 27 décembre. Voici en quels termes s'exprime le chirurgien-major de ce régiment, dans un rapport en date du 31 janvier 1849 : « Depuis l'arrivée à Lunéville, il s'est présenté quatre cas de méningite au régiment. — Cette affection est celle que j'avais observée à Lille il y a peu de mois. »

Dijon, 1848 à 1849 (2). — Après avoir perdu quatre hommes de méningite à Châlons-sur-Marne et quatre autres à Verdun, le 14ᵉ de ligne arrive au commencement de septembre 1848 à Dijon, où la maladie n'existait pas auparavant. Du 6 septembre au 27 novembre, trois hommes du 14ᵉ, atteints de méningite, sont envoyés à l'hôpital de cette ville. Dès le

---

(1) Rapports adressés par MM Poggi et Peytral aux officiers do santé en chef de l'armée des Alpes.
(2) Rapport de M. Germain, chirurgien-major.

8 décembre, la maladie se manifeste dans le bataillon du dépôt du 67ᵉ, qui envoie coup sur coup trois hommes à l'hôpital, où tous trois meurent. La maladie continue alors de faire des victimes dans les deux régiments, en épargnant les autres corps de la garnison ; au 9ᵉ de dragons, un seul homme est atteint. Dans la population civile, le premier cas est signalé le 31 décembre à l'hospice. Parmi les cinq cas observés en ville, à la date du 2 février, époque du départ du 14ᵉ de ligne pour Bourges, on compte l'enfant du portier-consigne de la porte Saint-Nicolas, un enfant habitant l'hôtel de l'Europe, enfin un jeune garçon et sa sœur. Ainsi, sur cinq malades civils, on voit deux cas dans une seule maison, un autre dans une auberge, et un quatrième cas dans une maison qui, d'après toutes les probabilités, constitue un corps de garde.

Bourges, 1849. — Le 14ᵉ de ligne quitte Dijon au mois de février 1849 pour se rendre à Bourges, où il continue de présenter des cas de méningite (1). A la même époque, le 42ᵉ de ligne arrive également à Bourges, venant d'Auxonne, où il ne s'était présenté aucun cas de cette affection, et il ne tarde pas à envoyer à l'hôpital 20 hommes atteints de méningite, dont 17 succombent (2). Le chirurgien major du 42ᵉ de ligne croit la maladie importée à Bourges par le 14ᵉ de ligne. Au mois de mars, c'est-à-dire peu de temps après l'arrivée de la 5ᵉ division de l'armée des Alpes (14ᵉ et 42ᵉ de ligne), la méningite atteint le 12ᵉ d'artillerie (3), lequel, dans l'espace de dix-sept jours, compte 25 malades, dont 16 meurent, presque tous dans les deux jours qui suivent immédiatement l'apparition des premiers symptômes. Trois malades seulement guérissent ; la constitution des autres est si profondément altérée, que leur état ne laisse aucun

---

(1) Rapport de M. Poggi, chirurgien-major du 14ᵉ de ligne.
(2) Rapport de M. Saunier, chirurgien-major du 42ᵉ de ligne.
(3) Rapport de M. Thomas, chirurgien-major du 12ᵉ d'artillerie.

espoir de guérison, à la date du rapport du chirurgien-major. Les 14ᵉ et 42ᵉ de ligne se rendent, vers le mois d'avril 1849, à Paris, où ils présentent encore quelques cas isolés de méningite.

Toulon, 1851 (1).— La maladie débute le 5 janvier, par un cas grave, sur un jeune soldat de la caserne du Mourillon. Le 6, deux nouveaux cas se manifestent dans la même caserne et dans le même bataillon. La maladie atteint l'infanterie de marine le 23 janvier, les matelots le 7 février, la population civile le 4 mars. Le bagne est épargné (2). Sur 54 militaires atteints, 21 sont fournis par la caserne du Mourillon, 12 par celle du Grand-Couvent. « Une femme qui fréquentait assidûment la caserne et les soldats du Mourillon, est atteinte et meurt. » Un infirmier de l'hôpital militaire, attaché à une salle de fiévreux, paye également son tribut à la maladie. Du 5 janvier au 20 mars, époque de sa cessation, on compte :

	Malades.	Morts.
Armée de terre........	54	24
Infanterie de marine...	46	23
Matelots.............	5	2
Population civile......	11	6
	116	55

Dans l'armée de terre, 4,217 hommes, comptant plus d'un an de service, fournissent 41 malades ; 973 hommes, de moins d'un an de service, en donnent 13. Dans l'infanterie de marine, 1,000 hommes, ayant plus d'un an de service, fournissent 5 malades; 40 autres sont fournis par 500 recrues. Le tableau

---

(1) Rapport de **M**. Grellois, médecin en chef de l'hôpital de Toulon. Voir aussi : Giraud, chirurgien de 1ʳᵉ classe de la marine, lettre pathologique sur la mén. cérébro-rach. qui a régné à Toulon en 1851. Thèse de Montpellier, juin 1851.

(2) **M**. Sénard, chirurgien-major de la marine, nous a assuré que le bagne de Brest aurait été également épargné lors de l'épidémie de 1841.

suivant, de M. Grellois, présente la répartition des malades militaires par corps et par casernes.

CORPS.	Date de l'arrivée à Toulon.	DERNIÈRE garnison.	EFFECTIF.	CASERNES occupées.	EFFECTIF par caserne.		Mètres cubes de place par individu.	HOMMES atteints.	
					Anciens.	Recrues.		Anciens	Recrues.
							m.		
5e de ligne.	5 déc. 1859.	Mostaganem.	2,297	Minimes..	484	33	13 480	2	1
				Mourillon.	1,108	85	15,600	5	6
				Passagers.	84	6	12,...	»	»
				Fort Ste-Catherine	»	»	»	»	»
				Casemates.	»	»	»	»	»
Dépôt du 38e de ligne.	»	Sétif.	407	Jeu de Paume.	51	89	11,258	»	»
				Grand-Couvent.	63	104	14,119	1	2
43e de ligne.	8 janv. 1851.	Bône	1,764	Jeu de Paume.	505	119	11,258	4	»
				Grand-Couvent.	751	199	14,119	8	1
				Fort Malbousquet.	105	67	14,525	1	»
16e léger.	15 oct. 1850	Rome.	244	Caserne des Passagers.	»	»	12,...	1	»
25e léger.	13 oct. 1850.	Digne.	198	Idem.	»	»	12,...	4	1
Chasseurs à pied.	10 janv. 1851.	Toulouse.	101	Idem.	»	»	12,...	2	»
Légion étrangère.	»	Bathna.	»	Idem.	»	»	12,...	1	»
8e artillerie.	4 oct. 1849.	Rome.	86	Casemates.	86	»	10,483	1	»
Infirmiers.	»	»	80	Hôpital.	80	»	11,660	1	»

Le tableau suivant, du même auteur, donne une idée de la marche et de la répartition de la maladie dans la population civile de Toulon.

No D'ORDRE.	PROFESSION.	SEXE.	AGE.	DATES		
				de l'invasion.	de la guérison.	de la mort.
1.	Cuisinière.	Fémin.	25 ans.	4 mars.	»	6 mars.
2.	Couturière.	Id.	18 —	7 —	»	11 —
3.	Commis écrivain.	Mascul.	19 —	10 —	Conval. pénible.	
4.	Manœuvre.	Id.	16 —	18 —	»	21 mars.
5.	Position aisée.	Fémin.	21 —	18 —	État très-grave.	
6.	Idem.	Mascul.	3 —	19 —	»	28 mars.
7.	Fille d'un boucher.	Fémin.	7 —	24 —	État très grave.	
8.	Enfant pauvre.	Id.	7 —	7 avril.	Laisse de l'espoir.	
9.	Idem.	Id.	8 —	19 mars.	27 mars.	»
10.	Idem.	Mascul.	11 —	31 —	»	4 avril.
11.	Maçon.	Id.	21 —	7 —	»	8 mars.

On voit que, ici encore, la maladie choisit ses victimes en majorité dans la population pauvre.

En embrassant dans leur ensemble les faits que nous venons d'exposer, on voit que l'histoire de la maladie que nous étudions se partage en deux périodes distinctes : l'une remplie de doutes et qui s'étend jusqu'à la fin du xviiie siècle, l'autre ne datant que d'un demi-siècle, mais qui suffit pour démontrer que la maladie appelée depuis une douzaine d'années méningite cérébro-spinale épidémique, n'est nullement une maladie nouvelle, et qu'elle a joué un rôle d'une haute importance dans les armées européennes, pendant les années qui ont précédé la chute de l'Empire.

MANIFESTATION DE LA MALADIE DANS DIVERSES VILLES DE GARNISON FORMANT GROUPE.

De 1837 à 1838, la maladie sévit presque exclusivement dans le sud-ouest de la France, et elle exerce ses ravages dans un groupe de villes de garnison plus ou moins rapprochées ; ces villes sont :

Bayonne,
Dax,

Bordeaux,
Rochefort,
La Rochelle,

De 1838 à 1841, la maladie sévit spécialement dans les villes de garnison du sud-est, et notamment dans celles de la vallée du Rhône. Ainsi on l'observe à :

Toulon,
Marseille,
Aigues-Mortes,
Nîmes,
Avignon,
Pont-Saint-Esprit.

De 1839 à 1842, nous la voyons s'appesantir sur le nord-est, et envahir successivement les places de :

Strasbourg,
Schelestadt,
Colmar,
Nancy,
Metz,
Givet.

De 1839 à 1842, elle sévit à :

Versailles,
Saint-Cloud.
Rambouillet,
Chartres.

En 1841, elle porte ses coups spécialement sur le littoral de la Bretagne, à :

Brest,
Lorient,
Nantes,
Ancenis.

Enfin, de 1840 à 1841, nous la voyons se manifester successivement sur les diverses fractions d'un régiment disséminées à :

Laval,
Le Mans,

Chateau-Gonthier,
Tours,
Poitiérs.

REPRODUCTION DE LA MALADIE DANS DIVERS CORPS, MALGRÉ LES CHANGEMENTS DE GARNISON.

En examinant les nombreux documents relatifs à l'histoire de la maladie, nous voyons le numéro de certains régiments se reproduire avec une fatalité obstinée sur divers théâtres, malgré la distance souvent considérable qui sépare ces derniers.

Ainsi, le 4e de ligne est frappé successivement :

En 1839, à Versailles.
En 1840, à Metz.
En 1841, à Blois.

Le 18e léger est atteint :

En 1838, à Rochefort.
En 1839, à Versailles et à Chartres.
En 1841, à Metz (1).

Le 7e léger :

En 1841, à Nancy.
En 1847, à Lyon.
En 1848, à Orléans.
En 1849, à Bouchain (Nord).

Le 8e dé lanciers :

En décembre 1841, à Ancenis.
En janvier 1842, à Nantes.

Le 14e de ligne :

En 1839, à Versailles et Saint-Cloud.
En 1848, à Verdun et Châlons-sur-Marne.

---

(1) Sur 28 militaires traités à Nancy, en 1841, par M. Rollet, nous trouvons 2 passagers du 18e léger, venus de Metz. Voir J. F. Rollet, de la mén. cérébro-rach. Paris, 1844.

En 1849, à Dijon et Bourges.
En 1850, à Paris.
Le 15e de ligne est frappé :
En 1839, à Versailles.
En 1840, à Laval, Château-Gonthier, Poitiers et Tours.
En 1841, à Saint-Denis.
De 1846 à 1847, à Grenoble.
En 1848, à Metz.
En 1849, à Paris.
Le 31e de ligne est atteint :
En décembre 1845, à Sétif et à Bathna.
En février 1846 et 1847, à Constantine.
Le 6e de ligne :
En 1840, à Metz.
En 1841, à Metz, Toul, Tulle, Le Puy.
En 1843, à Bayonne.
En 1845, à Bayonne et Saint-Jean-de-Luz.
En 1846, à Montpellier.
En 1847, à Montpellier et Ajaccio.

REPRODUCTION DE LA MALADIE DANS QUELQUES VILLES, MALGRÉ LE RENOUVELLEMENT DES GARNISONS.

La maladie règne dans la garnison de Bayonne en 1838, 1839, 1840, 1841, 1843, 1845.

A Versailles, en 1839, 1840, 1841, 1842, 1843.

A Avignon, en 1839, 1840, 1841, 1845, 1846, 1847, 1848.

LOCALISATION PAR QUARTIERS, ET RÉPARTITION INÉGALE DE LA MALADIE ENTRE LES DIVERS CORPS D'UNE MÊME GARNISON.

Dans l'immense majorité des cas, la maladie se manifeste dans une fraction de la population ; tantôt elle y reste confinée, tantôt elle s'étend de proche en proche aux autres éléments de la population. Le plus souvent la maladie débute dans la garnison, et elle épargne quelquefois complètement la population civile (Marseille 1841); dans d'autres circonstances, elle débute par la population civile, et elle épargne plus ou moins complètement la garnison (Rochefort, Aigues-Mortes). Elle se localise dans certains quartiers ; elle frappe, dans les villes de garnison, avec une prédilection prononcée certaines casernes, et, dans celles-ci, certaines chambres. Ici, elle débute dans une prison, et elle épargne la garnison (bagne de Rochefort, 1839, et prison de la Force à Paris en 1849); là, au contraire, elle exerce ses ravages dans la garnison et dans une partie de la population civile, et elle épargne les prisons. (Prison et pénitencier de Metz en 1849 ; prison de Haguenau en 1841; bagne de Toulon en 1851.)

A Rochefort, elle exerce ses ravages au bagne; plus tard elle frappe quelques habitants, mais elle n'atteint que deux militaires. A Lille, 1848, sur 20 malades, 15 appartiennent au 57e, 4 au 74e, 1 au 9e de hussards. A Lyon, 1842, la maladie sévit exclusivement dans un bataillon du 12e léger. A Metz, 1848, sur 96 malades, 26 appartiennent au 11e léger, 18 au 1er du génie, 15 au 7e de chasseurs à pied.

Sur un effectif de 1,105 hommes, le 2e léger ne fournit que 3 malades. Enfin, tandis que 131 infirmiers militaires donnent 3 malades, 387 détenus de la prison et du pénitencier militaires n'en fournissent aucun. A Marseille, le 62e de ligne, occupant les casernes du nord, fait tous les frais de l'épidémie ; le 20e léger, caserné dans la partie sud de la ville, est entièrement épargné (1841 à 1842) (1).

---

(1) En 1847, le 20e léger, revenu à Marseille, mais occupant cette fois les casernes du nord, a perdu beaucoup de monde de méningite, alors qu'un autre régiment, caserné au sud, paraîtrait avoir été épargné.

A Versailles, en 1839, sur 154 malades,

116 appartiennent au 18e léger.

26	au 14e de ligne.
5	au 4e de hussards.
4	au 15e de ligne.
2	au 4e de cuirassiers.
1	au 55e de ligne.
1	au 4e de ligne.

A Aigues-Mortes, où la population civile est dé-cimée dans l'épidémie de 1841 à 1842, la caserne oc-cupée par 80 militaires est entièrement épargnée. Depuis 1842, la maladie reparaît tous les ans d'une manière sporadique, et elle sévit toujours sur les ha-bitants, jamais sur la garnison (1). A Avignon, en 1846 (2), 46 malades sont fournis par le dépôt du 3e léger, alors que le dépôt du 6e léger et les subsistants n'en donnent pas plus de 18. Enfin, à Philippeville, sur 25 malades reçus dans les salles de M. Lagrave, on ne compte que 3 militaires; les autres sont presque tous des portefaix maltais. A Versailles, elle sévit presque exclusivement dans l'infanterie et elle atteint à peine la cavalerie. A Metz en 1840, et à Grenoble en 1848, elle règne spécialement dans l'ar-tillerie, et elle épargne à un haut degré l'infanterie. A Lyon en 1846-1847, elle frappe l'infanterie et elle respecte les 4e et 15e d'artillerie. Enfin à Strasbourg, 1841, elle épargne le régiment des pontonniers.

MALADIES CONCOMITANTES, EPIZOOTIES, MORTALITÉ.

Quelle est l'influence de la méningite sur la mor-talité générale? Quel est, pendant son règne, le ca-ractère des autres affections? Pour répondre à la première question, interrogeons la mortalité dans la garnison de Strasbourg de 1820 à 1841 (3).

---

(1) Lettre M. de Schilizzi, médecin à Aigues-Mortes, à l'auteur.
(2) Rapport de M. Artigues, médecin ordinaire, au ministre de la guerre.
(3) M. Tourdes.

ANNÉES.	NOMBRE DE MALADES.	DÉCÈS.	PROPORTION sur 100.
1820	3579	54	1,51
1821	3405	46	1,35
1822	4513	67	1,24
1823	4460	55	1,23
1824	5541	77	1,38
1825	3801	68	1,70
1826	3588	105	2,92
1827	4733	90	1,90
1828	6010	106	1,74
1829	7289	135	1,85
1830	5692	151	2,65
1831	8788	248	2,82
1832	8071	221	2,72
1833	4988	182	3,66
1834	4800	121	2,52
1835	4172	230	5,51
1836	3881	205	5,25
1837	4551	171	3,75
1838	4498	249	5.31
1839	3708	237	6,37
1840	4732	319	6,76
1841	5417	640	11.81

On voit que l'année 1841 l'emporte de beaucoup
sur toutes les autres années, et par le chiffre absolu,
et par le nombre proportionnel des décès, et tout
tend à prouver que la méningite a eu une large part
dans cet accroissement de la mortalité.

Procédons à l'examen d'une autre question. Quel
est le caractère des autres maladies pendant le règne
de la méningite ? M. Tourdes résume ainsi qu'il suit
le chiffre réel et le nombre proportionnel des décès
pour chaque genre de maladie, dans les années 1840
et 1841.

	NOMBRE des décès en 1841.	PROPORTION sur 100 en 1841.	PROPORTION sur 100 en 1840.
Méningites.	90	4,20	
Hydrocéphales.	78	3,76	3,31
Affections céréb. diverses	128	6,05	6,35
— pulmonaires	556	26,27	26,00
— du cœur	46	2,16	2,00
— gastro-intestinales	229	10,82	13,90
— génito-urinaires	25	1,18	2,00
Exanthèmes.	57	1,74	4,64
Fièvres typhoïdes	112	5,24	5,31
Enfants au-dessous d'un an.	616	29,11	24.08
Varia et incerta	199	9,40	10,87
TOTAUX	2116	100	100

Ainsi, la méningite est loin d'avoir été l'affection principale à Strasbourg, et elle ne s'y est même pas élevée au niveau des fièvres typhoïdes ; elle semble simplement surajoutée aux autres affections, et elle n'en modifie point les rapports habituels.

A Metz, la méningite n'a pas élevé le chiffre de la mortalité ; pendant son cours, les affections dominantes ont été les fièvres éruptives, notamment la scarlatine et les inflammations des membranes séreuses. Voici les documents réunis sur cette question par M. Laveran :

MALADIES

Observées pendant le cours de l'épidémie de Metz.

NOMS des MALADIES.	3e TRI-MESTRE 1847.		1er TRI-MESTRE 1848.		2e TRI-MESTRE 1848.		3e TRI-MESTRE 1848.		4e TRI-MESTRE 1848.		1er TRI-MESTRE 1849.	
	Entrés.	Morts.	Entrés.	Morts.	Entrés.	Morts.	Entrés.	Morts.	Entrés.	Morts.	Entrés.	Morts.
Fièvre typhoïde...	20	3	»	1	29	5	120	15	74	13	7	1
Variole	7	»	9	1	60	2	77	12	49	1	31	»
Rougeole	4	»	4	»	42	»	13	»	2	»	6	»
Scarlatine........	4	1	18	»	38	»	38	2	17	1	13	2
Grippe	100	»	27	3	»	»	»	»	»	»	»	»
Bronchite........	84	»	147	»	58	»	36	1	61	»	114	»
Pneumonie	8	»	14	»	22	1	10	»	19	»	30	»
Méningite........	13	2	83	47	11	7	»	»	5	2	14	8
Péricardite.......	»	»	1	»	1	1	1	1	»	»	1	1
Pleurite..........	4	»	38	»	15	2	19	1	17	»	23	2
Rhumatisme articulaire.........	»	»	28	»	25	»	37	»	10	»	21	»
Dysenterie.......	»	»	»	»	»	»	152	4	28	4	13	»
Phthisie	14	5	34	13	36	17	24	10	7	3	18	5

M. Laveran insiste sur la fréquence du rhumatisme

articulaire pendant le règne de la méningite. Un homme, atteint de cette affection, entre tout-à-coup en convalescence au moment de la formation d'un épanchement dans les deux articulations tibio-tarsiennes. Un autre, admis à l'hôpital pour rhumatisme des articulations tibio-tarsiennes, se trouve, trois jours après, frappé de méningite. Les premiers cas de cette maladie se manifestent chez des individus atteints de pleurésie, et les cas de pleurésie augmentent lors de la cessation de la méningite.

A Paris, on constate un cas isolé de méningite en décembre 1847 ; à dater de cette époque jusqu'à la fin de février 1849, 99 cas sont observés au Val-de-Grâce ; ils sont ainsi répartis.

	Nombre des cas.	Décès.	Guérisons.
1847. — Décembre	1	1	»
1848. — 1ᵉʳ trimestre	12	6	6
2ᵉ trimestre	26	12	14
3ᵉ trimestre	12	5	7
4ᵉ trimestre	23	12	11
1848. — Janvier	11	9	2
Février	14	15	1
	99	58	41

« Vers la fin de 1847, dit M. Lévy, quand apparut le premier cas de méningite, la grippe sévissait avec quelque intensité dans la garnison, grippe accompagnée de phénomènes nerveux, tels que lassitude, vertiges, céphalalgie souvent intermittente, et, chez beaucoup d'individus, d'hémorrhagies passives et d'éruptions pétéchiales. Dans le premier trimestre de 1848, on a traité au Val-de-Grâce 984 malades, dont 207 présents le 1ᵉʳ janvier. Sur cet effectif, on compte 377 affections aiguës et chroniques des voies respiratoires, 31 grippes, 119 affections aiguës et chroniques des voies digestives, 120 fièvres intermittentes, 49 fièvres typhoïdes, 39 varioles à différents degrés d'intensité, 52 rougeoles. La mortalité de ce trimestre a été fournie surtout par les maladies suivantes :

Maladies des voies respiratoires............ 23 décès.
Variole.................................. 9 —

<pre>
Rougeole........................ ....   9 décès.
Fièvre typhoïde   4   —
Méningite....................   6   —
</pre>

Deuxième trimestre de 1848 : 1,098 traités, dont 214 restant; les maladies dominantes ont été :

<pre>
Affections aiguës et chroniques des voies respiratoires.. 260
     —   —   des voies digestives.... 180
Fièvres intermittentes 156
Fièvres typhoïdes...   27
Varioles   21
Rougeoles.....   12
Scarlatines...................................   21
</pre>

Les décès ont été occasionnés , outre ceux qu'a fournis la méningite, savoir : 24 par les tubercules , 10 par les autres maladies de poitrine, 3 par celles du tube digestif, 7 par la fièvre typhoïde , 1 par la scarlatine, 1 par la variole.

Troisième trimestre 1848 : 2,836 malades traités , dont 262 présents le 1er juillet :

<pre>
                                 (Dysenteries........... 189)
                                 | Cholérines ....   9 |
Affections du tube digestif..... { Choléras sporadiques.. 11 } 718
                                 | Embarras gastriques... 128 |
                                 (Autres............... 381)
Affections aiguës et chroniques des voies respiratoires 367
Angines 156
Fièvres intermittentes 546
   —   rémittentes typhoïdes   13
   —   typhoïdes............................... 166
   —   pétéchiales.............................   10
Varioles.. 122
Scarlatines..   28
Rougeoles...   16
Erysipèles   37
</pre>

La mortalité, outre 5 décès par méningite , a porté surtout sur les fièvres typhoïdes (53), les varioles (6), les rougeoles (2), les scarlatines (2), les dysenteries (16), les tubercules (11).

Quatrième trimestre 1848 : 2,662 malades traités , dont 606 présents au 1er octobre, qui ont présenté :

<pre>
                                    (Bronchites............ 330)
                                    | Pneumonie et pleuro- |
Affections des voies respiratoires. {   pneumonie........... 122 } 718
                                    | Tubercules pulmonaires 88 |
                                    (Autres............... 320)
</pre>

Affections des voies digestives..	Dysenteries...	113	
	Entéro-colites...	75	
	Diarrhées...	57	
	Colites...	13	481
	Cholérines...	3	
	Autres...	220	

Angines...	88
Stomatites scorbutiques...	62
Scorbut...	2
Fièvres intermittentes...	172
— typhoïdes ...	139
Varioles et varicelles...	137
Rougeoles...	100
Scarlatines ...	36
Erysipèles...	11

La mortalité a été due principalement aux maladies et dans les proportions qui suivent :

Fièvre typhoïde...	46	Tubercules avec ou sans bronchite chronique...	24
Variole...	11	Pneumonie et pleuro-pneumonie...	6
Rougeole...	3		
Scarlatine...	1	Méningite...	12

Voilà pour les maladies concomitantes; passons aux épizooties.

D'après M. Carbonaro, la maladie se serait étendue des hommes aux animaux des races bovine et chevaline dans la petite ville de Canosa, près de Naples. Pendant notre séjour à l'armée des Alpes, il nous a été affirmé que chez plusieurs chevaux de l'artillerie qui avaient succombé subitement pendant le règne de la méningite à Grenoble, on avait constaté les lésions anatomiques caractéristiques de la maladie. Nous n'entendons rien affirmer sur ce point; toutefois, il est permis de croire qu'avec un peu d'attention on rencontrerait quelquefois des épizooties parallèles et plus ou moins identiques aux maladies populaires qui se manifestent chez l'homme. Ainsi, pendant une épidémie meurtrière de bronchites capillaires qui sévissait dans la garnison de Versailles, il y a quelques années, nous avons constaté l'existence d'une affection analogue parmi les chevaux de la cavalerie, avec production de lésions anatomiques identiques à celles que l'on rencontrait chez l'homme.

Ainsi encore, pendant le règne de la grippe en 1833, on a observé à Alfort une maladie semblable chez les chevaux (1).

A Philippeville, M. Lagrave (2) a constaté, pendant le règne de la méningite, la coïncidence d'une épizootie dans les espèces bovine et galline; M. Magail (3) a observé quelque chose d'analogue à Douéra. A Canosa, les médecins disent avoir remarqué, pendant le règne de la méningite, la disparition des oiseaux (4).

ÉTIOLOGIE.

Théâtre de la maladie. La méningite qui, en 1837, s'était à peine montrée dans sept villes du Midi, en avait, dès 1841, envahi au-delà de trente. Après cette époque, elle décroît graduellement pour reparaître de nouveau avec intensité en 1847, 1848 et 1849. Elle affecte une prédilection marquée pour les villes de garnison, et c'est peut-être par suite de cette tendance qu'elle a épargné jusqu'ici le plateau central de la France. Peu de cas de méningite ont été jusqu'ici constatés en Corse, encore ont-ils porté sur des militaires arrivant de France où leur régiment avait souffert de la maladie. En Algérie, la méningite fait sa première apparition en 1840, c'est-à-dire peu de temps après s'être montrée dans quelques villes du Midi, siège du dépôt de plusieurs régiments dont les bataillons de guerre sont en Afrique. Elle a sévi plus particulièrement dans les provinces de l'Est et du Centre de l'Algérie, et ses ravages y ont été constatés depuis le niveau de la mer jusqu'à Sétif,

---

(1) Recueil de méd. Vélérin. N° d'octobre 1833, p. 520.

(2) Rapport de M. Lagrave.

(3) Mémoire de M. Magail, médecin ordinaire, dans Recueil de Mém. de méd. milit. T. L.

(4) Voir : Hildenbrand, *über das gleichzeitige Erkranken der Thiere,* c'est-à-dire : sur la simultanéité des maladies des animaux, etc., dans *Mediz. Jahrbücher des östreich. Staates. T.* xvii, *p.* 439.

c'est-à-dire au-delà de 1,000 mètres au-dessus du niveau de l'Océan.

Sexe. Les individus des deux sexes offrent-ils la même disposition à contracter la maladie ? Telle est la question que nous allons examiner. On compte, en 1839, dans la population civile de Rochefort, 59 malades du sexe masculin, et seulement 17 du sexe féminin. A Strasbourg, la population civile fournit 90 morts, dont 50 hommes et 40 femmes. A Alife, en Piémont, on compte 23 hommes atteints, et seulement 11 femmes. A Philippeville, les femmes sont complètement épargnées. Sur 9 malades civils signalés à Metz en 1849, nous ne trouvons que trois femmes. A Belfast en Irlande, la maladie n'atteint que des garçons de sept à douze ans, travaillant dans un atelier. A deux exceptions près, elle n'atteint à Hardwick que des individus mâles. Les choses se passent d'une manière analogue en 1849 à Petit-Bourg. Il est donc permis de conclure de cet ensemble de faits, que le sexe féminin est moins apte que le sexe mâle à contracter la maladie. Quelques auteurs se sont montrés disposés à admettre une sorte d'immunité en faveur de l'état de grossesse; or, on a vu des femmes enceintes succomber à la méningite à Orléans et à Saint-Étienne.

Age. Tant que l'on a fait de la méningite une maladie exclusivement militaire, on l'a supposée aussi le triste apanage de l'âge de vingt à trente ans. Il est aujourd'hui bien établi qu'elle atteint tous les âges, depuis la plus tendre enfance jusqu'à la vieillesse la plus avancée. Malheureusement, les historiens se sont bornés à donner le nombre absolu des malades traités ou morts, sans se préoccuper de l'effectif des individus de chaque âge. Il en résulte qu'il est impossible de préciser la proportion des malades, ou, ce qui est synonyme, la tendance respective de chaque âge à contracter la maladie. Mais procédons à l'examen des faits connus, pour en tirer le meilleur parti possible.

A Rochefort, 1838-1839, l'âge des malades et des morts s'est réparti de la manière suivante (1) :

FORÇATS.			SURVEILLANTS.			ÉTRANGERS AU BAGNE.	
AGE.	Malades	Morts.	AGE.	Malades.	Morts.	AGE.	Malades.
De 15 à 20 ans.	2	2	8 ans........	1	1	Au-dessous de 20 ans.	27
— 20 à 30 —	15	12	De 20 à 30 ans.	2	1	De 20 à 30 ans.	22
— 30 à 40 —	43	37	— 30 à 40 —	8	5	— 30 à 40 —	9
— 40 à 50 —	37	27	— 40 à 50 —	10	5	— 40 à 50 —	8
— 50 à 60 —	17	15	— 50 à 60 —	2	2	— 50 à 60 —	3
— 60 à 70 —	5	4				— 60 à 80 —	2
						Age inconnu..	9
TOTAUX..	119	97	TOTAUX..	23	14	TOTAL...	80

Ainsi, tant parmi les forçats que parmi les surveillants, le plus grand nombre des individus atteints avait de trente à cinquante ans. Parmi les individus étrangers au bagne, le plus âgé avait soixante-dix-huit ans. A Aigues-Mortes, la maladie a sévi spécialement parmi les enfants, moins parmi les adolescents, peu parmi les adultes, presque pas parmi les vieillards. En Irlande, la maladie a frappé particulièrement les jeunes garçons de sept à douze ans. A Gibraltar, les individus atteints étaient, d'après les termes des rapports, entre la puberté et l'âge adulte. A Alife (Piémont), sur 34 malades, 10 avaient de un à dix ans ; 11 avaient de dix à vingt ans ; 13 avaient de vingt à cinquante ans. A Philippeville (2), l'âge de 11 malades est signalé ainsi :

16 ans, 1 malade.			34 ans, 1 malade.	
22 » 1			37 » 1	
24 » 1			38 » 1	
30 » 4			48 » 1	

---

(1) M. Lefèvre.
(2) M. Lagrave.

A Strasbourg, les décès se sont répartis ainsi qu'il suit, par sexes et par âges (1) :

| AGES. | DÉCÈS de tout genre en 1841. | MÉNINGITES. | | TOTAL. | PROPORTION sur 100 décès. |
		Masculins.	Féminins.		
De 0 à 1 ans.	611	2	1	3	0,49
— 1 à 3 —	178	4	2	6	3,37
— 3 à 7 —	114	6	5	11	9,64
— 7 à 14 —	67	6	7	13	19,40
— 14 à 21 —	95	14	7	21	21,05
— 21 à 28 —	121	2	6	8	6,61
— 28 à 35 —	85	4	5	9	10,58
— 35 à 42 —	101	1	3	4	3,96
— 42 à 50 —	93	5	3	8	8,89
— 50 à 60 —	174	2	2	4	2,29
— 60 à 70 —	231	3	0	3	1,29
Au-dessus de 70 —	246	0	0	0	0,00
Totaux.....	2116	49	41	90	4,20

Ce document permet d'apprécier la part qui revient à la méningite dans la mortalité générale de chaque âge ; mais, ainsi que nous en avons déjà exprimé le regret, il ne comporte aucune déduction sur l'aptitude de chaque âge à produire la maladie.

Acclimatement. La prolongation du séjour dans un foyer confère tantôt un surcroît d'aptitude pour les maladies, tantôt une immunité contre elles. Ainsi, le séjour dans les localités marécageuses semble prédisposer aux fièvres paludéennes; le séjour prolongé dans un foyer de fièvre jaune, au contraire, paraît rendre l'organisme plus ou moins réfractaire contre cette affection. Au point de vue de la maladie qui nous occupe, quelle est l'influence du séjour prolongé au milieu d'un foyer ? Pour résoudre cette question, examinons d'abord la proportion relative des militaires atteints parmi les anciens et parmi les hommes nouvellement incorporés. Le document sui-

---

(1) **M. Tourdes.**

vant présente, par ancienneté de service, les admissions et les décès constatés à Versailles en 1839 (1) :

RÉGIMENTS.	MALADES.		DÉCÈS.	
	Anciens.	Recrues.	Anciens.	Recrues.
4e de ligne.............	"	1	"	"
14e id.................	7	18	4	11
15e id.................	2	2	"	"
55e id.................	1	"	1	"
18e léger...............	37	79	5	43
4e cuirassiers...........	"	2	"	1
2e hussards.............	4	1	"	1
	51	103	10	56
Totaux..........	154		66	

A Metz, 1848, l'âge de 48 militaires atteints de méningite est représenté par les chiffres suivants (2) :

10 malades avaient 3 mois de service ;
26 avaient de 3 mois à 1 an ;
 8 avaient 2 ans ;
 2 avaient 3 ans ;
 1 avait 5 ans ;
 1 avait 6 ans ;

Ainsi, à Metz comme à Versailles, la maladie sévit avec beaucoup plus d'intensité parmi les hommes nouvellement incorporés que parmi les anciens. Cependant, en y regardant de près, et si l'on considère que l'âge moyen des hommes nouvellement incorporés est celui de vingt à vingt-un ans, on conçoit que les documents qui précèdent ne résolvent pas la question, parce que l'immunité pourrait dépendre uniquement de la spécialité de l'âge, au lieu de se rattacher à l'arrivée récente au corps. Pour résoudre définitivement le problème, il faudrait pouvoir comparer avec les hommes déjà anciens au corps des hommes récemment incorporés mais semblables aux

(1) M. Faure-Villar.
(2) M. Laveran.

premiers sous le rapport de l'âge. L'occasion d'un tel rapprochement s'est offerte en 1840, lors de l'appel simultané de la réserve de plusieurs classes, et elle a été très-judicieusement mise à profit par M. G. Tourdes.

Sur 114 militaires morts de méningite à Strasbourg, 40 avaient de vingt à vingt-un ans, 37 avaient de vingt-cinq à vingt-six ans. Or, M. Tourdes nous apprend que ces derniers appartenaient à la réserve des classes de 1834 et de 1835, et venaient d'arriver au corps. Ce fait, qui est d'une grande importance, nous paraît de nature à résoudre le problème. Il tend en effet à établir que la prédisposition des hommes les plus jeunes pour la méningite. semble résulter non de leur âge, mais de leur arrivée récente, en d'autres termes de leur non acclimatement. Cette interprétation se trouve confirmée encore par le fait si intéressant constaté dans la lettre déjà citée du conseil d'administration du 3ᵉ léger. Cette lettre signale en effet le contraste d'une trentaine d'anciens soldats du 3ᵉ léger atteints de méningite à Nîmes, à leur arrivée d'Afrique, alors que les jeunes soldats venant d'Avignon, où la maladie avait exercé de grands ravages, en étaient complètement épargnés.

Nous croyons utile de rappeler, à cette occasion, que, d'après les intéressantes recherches du général Préval, les pertes totales de l'armée française sont:

Dans la 1ʳᵉ année de service de 7.5 sur 100 hommes.
Dans la 2ᵉ   6.5
Dans la 3ᵉ   •5.25
Dans la 4ᵉ   4.5
Dans la 5ᵉ   3
Dans la 6ᵉ   2
Dans la 7ᵉ   2

Récidives. Le même individu peut-il être atteint de méningite plusieurs fois? Telle est la question que se sont posée quelques auteurs, et qu'ils ont

résolue tantôt négativement, tantôt affirmative-
ment... On comprend que l'occasion de rencontrer
une seconde atteinte, en supposant qu'elle soit possible, doit être peu commune, par le seul fait de la
rareté relative de la maladie et de la faible proportion des guérisons obtenues jusqu'ici. Néanmoins,
on lit dans la *Gazette médicale de Montpellier* (2ᵉ année, nᵒ 12, p. 13), l'histoire d'un nommé Lacan,
soldat au 7ᵉ de dragons, qui, après être sorti de l'hôpital de Strasbourg en février 1841, guéri de méningite, aurait été atteint une seconde fois le 4 février 1842, et aurait succombé le lendemain. Pour
notre part, nous avons constaté deux exemples bien
avérés d'atteintes répétées chez deux malades admis dans nos salles. Le premier exemple concerne
un caporal du 69ᵉ de ligne, admis quatre fois à l'hôpital du Roule, et traité chaque fois par l'opium à
haute dose ; le second est représenté par un soldat
du 15ᵉ léger, le nommé Andrieux, qui, après avoir
été atteint deux fois à Gap, en 1849, fut traité pour
la même maladie au Val-de-Grâce en 1850, et qui
a été admis en octobre 1851, pour une méningite des
plus graves, à l'hôpital militaire du Roule. Nous
croyons devoir donner ici l'observation du premier
de ces deux malades.

IIᵉ OBSERVATION. — Petit-Colas, 21 ans, constitution
très-forte, caporal au 69ᵉ de ligne, en garnison à
Saint-Denis, est apporté le 9 janvier 1850 au soir à
l'hôpital militaire du Roule. Il présente les symptômes
suivants : perte complète de connaissance, trismus
prononcé, faciès turgescent ; le plus léger attouchement de la région cervicale détermine des mouvements convulsifs ; pupilles dilatées, anesthésie du
thorax et des membres ; pouls petit et fréquent, température normale, constipation. Une saignée du bras
a été pratiquée à Saint-Denis.

Conformément à une consigne affichée à la salle
de garde, le chirurgien de service s'abstient de toute

déplétion sanguine. Le 10 au matin, nous ingérons nous-même, en écartant les mâchoires avec une cuiller en fer, 5 *décigrammes* d'extrait gommeux d'opium dans 30 grammes d'eau, et nous faisons administrer en notre présence un quart de lavement avec 40 gouttes de teinture d'opium. L'opium est porté dans le courant de la journée jusqu'à 1 *gramme et demi* par la bouche.

Le 11, le malade commence à reprendre connaissance, mais il y a vomissement de matière verte, persistance du trismus, de la sensibilité cervicale et de la constipation. Nous donnons nous-même 5 *décigrammes* d'extrait gommeux d'opium par la bouche, et nous faisons prendre devant nous un quart de lavement avec 3 *décigrammes* du même médicament. Un second lavement, semblable au premier, est donné à la visite du soir; l'opium par la bouche est porté jusqu'à 1 *gramme et demi* dans la journée.

Le 12, persistance du trismus; sensibilité du cou diminuée, intelligence plus nette; l'anesthésie du thorax et de l'abdomen a disparu. *Un demi-gramme* d'opium par la bouche.

Le 13, le malade commence à entr'ouvrir la bouche; la sensibilité du cou a disparu; il répond : *oui* et *non*. 1 *gramme* d'opium par la bouche, et 2 *grammes* en deux lavements.

Le 14, même état, même médication.

Le 15, les idées sont parfaitement nettes, le trismus a disparu, le malade n'a aucun souvenir de ce qui s'est passé depuis son envoi à l'hôpital. Bouillon ; plus de médicaments. Le mieux va chaque jour croissant ; le 18, le malade se lève ; le 20, il demande sa sortie, mais nous la lui refusons malgré l'apparence d'un complet rétablissement, dans la crainte d'un retour des phénomènes qui nous avaient causé tant d'inquiétude.

Enfin, le 24 février, c'est-à-dire quinze jours après son admission dans nos salles, Petit-Colas rejoint son bataillon à Saint-Denis, où son retour inattendu cause une certaine surprise à ses camarades. Il reprend immédiatement son service.

Deuxième atteinte. — Le 3 mai 1850, c'est-à-dire 70 jours après sa sortie de l'hôpital, temps pendant lequel il a joui d'une santé complète, au moins en apparence, et rempli tous les devoirs de son service, Petit-Colas est apporté de nouveau à l'hôpital du Roule, dans une position complètement identique à celle qui avait motivé sa première admission dans nos salles. Le billet d'entrée signale que les accidents ont paru après une corvée nécessitée par le sauvetage d'un bateau, et pendant laquelle Petit-Colas a eu les pieds dans l'eau durant quatorze heures. Le chirurgien de garde applique aux aines et aux aisselles une pommade avec deux décigrammes de chlorhydrate de morphine, et fait donner un lavement purgatif.

Le 4 mai, nous ingérons nous-même, en une seule prise, six décigrammes d'opium ; mais nous ne parvenons à écarter les mâchoires qu'avec beaucoup de difficulté. *Deux grammes* d'opium sont administrés en lavement dans la journée.

Le 5, le malade reprend connaissance, mais il ne parle pas ; le trismus persiste ; le pouls est tombé de 95 à 80. Région cervicale très-sensible, anesthésie des téguments du thorax, de l'abdomen et des membres. *Un gramme* d'opium le matin, *en une seule prise ; un autre gramme*, en lavement, dans la journée.

Le 6 et le 7 mai, même état, mêmes prescriptions.

Le 8, la nuit a été calme, mais point de narcotisme depuis l'entrée à l'hôpital. *Un gramme* d'opium par la bouche en une seule fois. A trois heures de l'après-midi, les mâchoires commencent à se desserrer, mais le malade ne parvient pas encore à montrer la langue. *Un demi-gramme* d'opium.

Le 9, le trismus a disparu, le malade recouvre ses facultés intellectuelles, mais il n'a aucun souvenir de ce qui s'est passé depuis qu'il a quitté Saint-Denis. Opium, *un demi-gramme*.

Le 10, *quatre décigrammes* d'opium dans le courant de la journée.

Le 11, la médication est suspendue ; une pilule d'opium de cinq centigrammes est donnée chaque soir à titre préventif, et cette pilule suffit pour déterminer le sommeil, que les fortes doses administrées précédemment étaient impuissantes à produire ; l'alimentation est augmentée graduellement et portée le 14 aux trois quarts de la portion. Petit-Colas demande sa sortie, qui ne lui est accordée que le 18.

Nous signalons sur le billet de sortie le traitement employé, et nous invitons les officiers de santé du corps à s'abstenir de toute déplétion sanguine en cas de nouvelle récidive.

Troisième atteinte. — Le 27 mai au soir, Petit-Colas, qui avait repris son service, est apporté pour la troisième fois à l'hôpital du Roule, offrant tous les symptômes décrits à l'occasion des deux premières atteintes ; pouls à 76. On administre l'extrait gommeux d'opium, et on le porte jusqu'à *un gramme* (1). Le 28, pas de changement, pas de narcotisme ; opium *un gramme* le matin ; un peu de somnolence vers trois heures du soir ; *un autre gramme* d'opium est administré avant la visite du lendemain matin. Le 29, pas de changement. Opium, *cinq décigrammes par la bouche, et autant en lavement*. A 9 heures du matin, le trismus se dissipe et la convalescence

---

(1) Nous nous abstenons complètement des déplétions sanguines, et nous prescrivons l'emploi immédiat de l'extrait gommeux d'opium, à deux ou trois décigrammes en une seule prise, et la continuation du médicament à la dose de cinq centigrammes de demi-heure en demi-heure, jusqu'à production de sommeil. L'opium est administré de nouveau, si, après la disparition du sommeil, les accidents se reproduisent. On comprend les raisons pour lesquelles nous entrons dans ces détails.

commence. Le malade sort guéri une troisième fois le 9 juin.

Quatrième atteinte. Mort. — Le 17 juin, huit jours après sa troisième sortie de l'hôpital, le caporal Petit-Colas est apporté pour la quatrième fois sur un brancard. Mêmes symptômes que précédemment. Il prend un gramme d'opium le 18 et le 19. Pas de narcotisme. Il meurt subitement le 20 juin, à une heure du matin.

Nécropsie. — Injection prononcée de la pie-mère cérébrale et rachidienne; opalescence de l'arachnoïde cérébrale et rachidienne. Consistance diminuée de la substance du cerveau et de la moëlle. Rien dans les autres organes.

Ce n'est pas ici le lieu de nous arrêter à la spécialité de la médication. Nous nous bornons pour le moment à insister sur le fait de quatre atteintes successives constatées chez le même homme, et sur l'utilité qui en découle de soumettre à une surveillance plus ou moins prolongée tout individu guéri une ou plusieurs fois de méningite cérébro-spinale.

Constitution. Un des points sur lesquels on rencontre le plus d'accord parmi les auteurs est, sans contredit, la prédominance des constitutions fortes parmi les individus atteints de méningite, au moins dans les rangs de l'armée. La localisation de la maladie dans la classe des portefaix maltais, à Philippeville, constitue un des exemples les plus curieux de cette prédominance dans la population civile A Strasbourg, les 40 malades reçus à la clinique de la faculté sont classés de la manière suivante par M. Forget :

Constitution	forte.........	23	malades.
—	moyenne.... .	9	—
—	faible........ .	7	—
—	indéterminée.	1	—

Population militaire et civile. La fréquence de la

manifestation de la maladie dans nos villes de guerre et de garnison a pu faire supposer que la profession militaire constituait une cause prédisposante. Cette opinion cesse d'être soutenable, si l'on considère que, dans le royaume de Naples et dans les États de l'Église, la population civile a été presque seule atteinte; que les armées étrangères, dont les conditions hygiéniques sont généralement inférieures à celles de nos troupes, ont été épargnées jusqu'ici par la maladie; enfin, que la méningite a frappé presque exclusivement la population civile à Rochefort en 1839, à Aigues-Mortes en 1841, à Gibraltar en 1845, à Philippeville en 1846, à Petit-Bourg en 1849.

Aisance. Il est digne de remarque que, tant dans la population que dans l'armée, les classes aisées ont joui jusqu'à ce jour d'une immunité relative très-prononcée. Ainsi, à Aigues-Mortes, pas un riche n'est atteint (M. Schilizzi). Les choses se passent d'une manière analogue à Rochefort, à Versailles, à Strasbourg, à Dijon. La maladie ne compte, dans l'armée, qu'un très-petit nombre de victimes parmi les officiers et sous-officiers. Toutefois, il importe de ne pas perdre de vue qu'il existe, entre ces deux classes de militaires et le soldat, d'autres différences que celles de l'aisance, et qu'il ne serait peut-être pas permis de leur refuser une part dans la production de la dissemblance des résultats. Ainsi, l'officier n'habite pas la caserne, et le sous-officier est en général mieux logé, moins aggloméré que le soldat. L'officier et le sous-officier sont aussi généralement moins jeunes et moins nouvellement arrivés au corps, toutes causes qui peuvent, à juste titre, revendiquer leur part d'influence dans l'immunité que nous signalons. Quoi qu'il en soit, voici, d'après Schilizzi, la position sociale des 120 individus décédés à Aigues-Mortes.

Artisans.. 18

Report............	18
Pêcheurs............................	14
Travailleurs possédant quelque chose.	24
Journaliers sans ressource.........	48
Douaniers	16
Riches............................	0
Garnison composée de 80 hommes...	0
Total...	120

Le tableau suivant résume la répartition, par grades, des agents de surveillance traités et décédés à l'hôpital de Rochefort.

	ATTEINTS.	GUÉRIS.	MORTS.
Sergents........	2	1	1
Caporaux........	2	1	2
Gardes..........	17	8	9
Enfant..........	1	//	1
Tambour.........	1	//	1
TOTAUX......	23	9	14

Professions. Le tableau suivant résume la profession de 80 malades traités à l'hôpital de Rochefort de 1838 à 1839, pendant que la méningite sévissait parmi les condamnés du bagne de cette ville (1) :

Soldats de la garnison...............	6
Aides de cuisine du gargotier du bagne....	4
Ouvriers de l'arsenal................	22
Ouvriers d'artillerie................	7
Enfants.........................	5
Marins.........................	6
Journaliers de la ville..............	9
Officier d'artillerie...............	1
Chirurgien......................	1
Gardien de la préfecture...........	1
Entrepreneur des travaux...........	1
Douanier.......................	1

(1) M. Lefèvre.

On voit combien la maladie s'est appesantie de préférence sur les personnes en rapport avec le bagne et l'arsenal.

Les quarante malades reçus à la clinique de la faculté de Strasbourg appartiennent aux professions suivantes (1) :

Hommes.		Femmes.	
Cordonniers	3	Couturière	1
Ferblantier	1	Filles publiques	3
Huissier	1	Blanchisseuses	2
Journaliers	3	Ouvrière en tabac	1
Libraire	1	Servantes	10
Menuisier	1	Profession inconnue	2
Ouvriers militaires	2		
Palefrenier	1		
Serrurier	1		
Tailleur	1		
Tisserand	1		
Profession inconnue	5		

Nous nous bornerons à faire observer la proportion élevée des individus appartenant aux professions ci-après : cordonnier, tailleur, ouvrier militaire, couturière, filles publiques, servantes. Dans le tableau suivant, qui résume l'ensemble des individus décédés en ville pendant l'épidémie de Strasbourg, on remarquera les professions suivantes : commis des hospices, fripier, tailleur, couturière, étudiant en médecine, enfants de militaires (2).

Aubergiste	1	Cordeur de bois	1
Batelier	1	Cordonniers	5
Boucher	1	Couturière	1
Boulanger	1	Cuisinières	2
Bourrelier	1	Drapiers	2
Charpentiers	2	Etudiant en médecine	1
Colporteur	1	Enfants d'employés	4
Commis des hospices	1	Enfants de militaires	7
Commissionnaire	1	Enfants naturels	4
Commerçants	6	Enfants de douaniers	1

---

(1) **M.** Forget.
(2) **M.** Tourdes.

Ferblantier	1	Maréchal-ferrand	1
Fripier	1	Menuisier	1
Forgeur	1	Mercier	1
Gantier	1	Musicien (femme de)	1
Employé de papier peint	1	Ouvrier en tabac	1
Instituteur	1	Pâtissier	1
Jardiniers	2	Relieurs	2
Journaliers	8	Serrurier	1
Lithographe	1	Tailleur	1
Officier en retraite	1	Tailleur de pierre	1
Loueur de voitures	1	Tonneliers	4
Maçons	2	Voituriers	2

Alimentation. Intempérance. L'alimentation de la troupe peut-elle être considérée comme ayant joué un rôle dans la manifestation de la maladie dans l'armée? Cette opinion est peu soutenable, si l'on se rappelle que, dans plusieurs localités, la méningite n'a atteint que la population civile; que, dans d'autres circonstances, elle a épargné les prisons militaires; enfin, qu'elle est presque toujours très-inégalement répartie parmi les divers corps d'une même garnison, malgré l'identité de la nourriture. Ajoutons que, si l'alimentation du soldat français laisse quelque chose à désirer sous le rapport de la quantité et surtout de la variété, il faut cependant reconnaître qu'elle est supérieure à celle de la moyenne de la population civile. En effet, le soldat consomme, en moyenne, 250 grammes de viande, 750 grammes de pain de munition de pur froment bluté à 15 pour 100 (1); 150 grammes de pain de soupe et une

---

(1) Jusqu'en 1776, le pain de munition se fabriquait avec un mélange de 2/3 de froment et de 1/3 de seigle, sans aucun blutage, et la ration était de 875 grammes. En 1777, la ration fut réduite à 750 grammes; le seigle fut ramené à la proportion de 1/4, et le froment fut bluté à 10 pour 100. En 1822, le seigle cessa d'entrer dans la fabrication du pain de munition; enfin, au 1er janvier 1846, le blutage de la farine fut fixé à 15 pour 100 pour le blé tendre, à 5 pour 100 pour le blé dur. Le son, qui forme les 22/100 de la farine brute, existe donc dans la farine qui sert à la fabrication du pain de munition dans la proportion de 7 pour 100. La ration de 750 grammes, qui représente 1/184 d'un quintal métrique de farine blutée à

quantité de légumes qui varie avec le prix de ces derniers. En ce qui regarde le bagne de Rochefort, l'influence de l'alimentation n'est pas plus soutenable. L'immunité du bagne de Toulon en 1851 proteste d'ailleurs contre une telle hypothèse, qui trouverait une autre objection dans la composition même de la nourriture du forçat au travail, nourriture réglée ainsi qu'il suit par individu et par jour :

Pain frais......................	917 grammes.
Ou biscuit.....................	700
Fromage, quand on donne du biscuit....	80
Légumes secs................. .	120
Huile d'olive	4,9
Ou beurre salé................	8,8
Sel...	10
Vin de journalier	48

Les repas de la semaine sont réglés ainsi qu'il suit : fèves pendant quatre jours ; haricots pendant deux jours ; 200 grammes de viande le dimanche.

Reste à examiner la question d'intempérance. Sur 136 malades, M. Tourdes signale 16 individus chez lesquels la méningite est survenue après des excès de boisson.

Exercices, fatigues. Lorsqu'en 1841 la maladie fut importée de Pont-Saint-Esprit à Marseille par le 3ᵉ bataillon du 62ᵉ de ligne, l'autorité militaire s'empressa, sur notre demande, de faire suspendre les exercices et de prescrire toutes les mesures capables d'alléger les fatigues du service. La maladie n'en continua pas moins sa marche ascendante, alors que les trois bataillons du 20ᵉ léger qui faisaient partie de la garnison de Marseille, mais qui habitaient des casernes éloignées de celles du 62ᵉ, restèrent complètement

---

15 pour 100, ou 543 4/23 grammes, contient donc 38 grammes de son, par conséquent 505 4/23 grammes de farine pure et 206 12/23 grammes d'eau.

épargnés, malgré la continuation des exercices, et bien que les fatigues du service de la place pesassent presqu'exclusivement sur eux. Ajoutons que l'inégalité ordinaire de répartition de la maladie dans les divers corps d'une même garnison, la fréquence de l'affection chez les enfants, enfin diverses manifestations de la maladie dans la seule population civile, ne permettent point d'accorder aux exercices militaires ni aux fatigues musculaires, considérées comme cause, une importance spéciale.

Influence morale, nostalgie. En présence de la maladie localisée à diverses reprises dans la seule population civile, parmi les portefaix à Philippeville, parmi les enfants dans plusieurs circonstances, il est impossible d'accorder un rôle de quelque importance aux influences morales, à la nostalgie ; ce rôle ne se concilierait pas davantage avec l'immunité des prisons de Metz et de Haguenau, et du bagne de Toulon. On a vu, d'ailleurs, qu'à Nîmes, ce sont précisément les anciens soldats, à la vérité récemment arrivés, qui seuls ont payé leur tribut à la maladie. Enfin, sur 40 malades admis à la clinique de la Faculté de Strasbourg, M. Forget ne signale qu'une seule fois une influence morale, la colère, comme cause occasionnelle.

Habitation. Encombrement. Pour donner une idée de l'influence de l'habitation et de l'encombrement, nous croyons ne pouvoir mieux faire que d'exposer le résultat des observations faites sur les divers théâtres de la maladie.

A Versailles, 1839 à 1840, nous avons reconnu, dit M. Faure (p. 97), qu'en général le casernement était salubre ; seulement, quelques chambres étaient mal aérées, obscures et humides, ou contenaient un trop grand nombre de lits.

Metz, 1840 à 1841. M. Gasté insiste sur l'encombrement de la caserne de l'artillerie, qui fournit presque tous les malades. Par contre, M. Laveran fait observer « que la maladie débute au moment où l'effectif de la garnison est dans sa moyenne ordinaire, et qu'elle disparaît au moment même où elle est portée jusqu'à 12,000 hommes. » Ajoutons que l'immunité des prisons en 1848 ne se montre pas favorable à l'hypothèse de l'encombrement considéré comme cause efficiente.

A Perpignan, 1840 à 1841. M. Paul signale l'encombrement des casernes.

A Philippeville, 1845, la plupart des individus atteints, dit M. Lagrave, « couchaient plusieurs dans une même chambre; mais la population sarde était plus agglomérée, et pourtant elle fut épargnée. »

Avignon, 1847. « Je n'ai pu constater, dit M. Pégat, aucune cause d'insalubrité dans le casernement. »

Dijon, 1848. « Les chambres sont généralement bien aérées ; la plus grande propreté règne dans les quartiers. » (Rapport de M. Poggi ; M. Peytral se prononce dans le même sens.)

Cambrai, 1848. « Ce sont précisément les chambres les mieux aérées, dit M. Judas, qui ont fourni le plus de malades, et la maladie a régné en raison inverse de l'aération et de la capacité des chambres.»

Saint-Etienne, 1848. M. Poggioli insiste sur « la bonne aération de quelques casernes et l'excès d'aération des autres. »

Le Mans, 1849. « J'ai vainement cherché dans les conditions hygiéniques du quartier, des causes auxquelles on pût rationnellement attribuer la manifestation de la maladie. » (Rapport du chirurgien-major du 5e de cuirassiers.)

Lille, 1848. « Le casernement du 57e, qui a eu le plus de malades, ne laissait rien à désirer, alors que celui du 74e, qui n'a eu que 4 malades, a donné lieu à des observations. » (M. Maillot.)

D'après l'ensemble des faits et des considérations qui précèdent, nous croyons pouvoir conclure que l'agglomération, lorsqu'elle s'est offerte, n'a été qu'une simple coïncidence et ne s'est jamais élevée au rôle de cause productrice de la maladie. Toutefois, nous croyons l'agglomération des hommes, ou, ce qui est synonyme, la non-ventilation des locaux, très-propre à favoriser la multiplication de la maladie une fois produite, de même que cette influence sert à multiplier la variole, la scarlatine, et beaucoup d'autres affections qu'elle est incapable d'engendrer à elle seule (1).

Le document suivant, que nous empruntons aux comptes-rendus annuels du registraire général de l'Angleterre, et qui présente la mortalité constatée parmi des populations similaires mais habitant des localités de densité différente, nous semble de nature à justifier notre opinion :

LIEUX COMPARÉS.	25 VILLES COMPTANT 2,838 habitants par mille carré.		7 DISTRICTS RURAUX ne comptant que 182 habitants par mille carre.	
Population en 1841.	906,924	976,769	836,366	864,118
Sexes...............	Masc.	Fem.	Masc.	Fem.
	Décès en 1841.		Décès en 1841.	
Variole..............	790	685	163	124
Rougeole............	778	528	197	190
Scarlatine..........	969	907	696	636
Coqueluche.........	602	743	366	452
Croup	344	251	132	120

(1) C'est peut-être ici le lieu de signaler un fait à la fois des plus curieux et d'une haute portée pratique. Au moment même où nous écrivons ces lignes, la pourriture d'hôpital fait depuis plusieurs mois de grands ravages à l'hôpital Beaujon, et elle y épargne complètement les blessés qui occupent le pavillon ventilé par M. Léon Duvoir, dont nous avons décrit le système dans le v° vol., 2° série du *Recueil de mém. de Méd., de Chir. et de Pharm. militaires.* Nous nous bornons à rappeler ici que, d'après nos propres expériences anèmométriques, chaque malade du pavillon ventilé reçoit, dans les salles du rez-de-chaussée, jusqu'à 67 mètres cubes d'air par heure. Avant M. Léon Duvoir, personne n'était parvenu à résoudre, sur une pareille échelle, le problème de l'aération. Parmi les grands établissements qu'il nous a été permis de visiter en Angleterre, nous n'avons rien vu qui approchât de la perfection des ré-

Ainsi, sous l'influence d'une plus grande densité des populations, nous voyons s'accroître d'une manière notable la mortalité et le chiffre de certaines maladies, que l'agglomération seule est manifestement incapable de produire. Nous pensons qu'il en est de même de la maladie qui nous occupe, et l'exactitude de cette proposition sera peut-être rendue plus évidente par les faits rapportés dans le paragraphe suivant.

Voisinage, isolement. Un des traits les plus remarquables de la maladie qui nous occupe, est sa tendance à se localiser par quartiers, par maisons, par familles, d'irradier de là dans le voisinage, et d'épargner plus ou moins certaines catégories isolées de la population. Ainsi à Genève, en 1805, elle débute dans une famille composée de quatre personnes, et elle en fait mourir deux ; quinze jours après, elle se montre dans une maison du voisinage habitée par sept personnes ; quatre sont atteintes et succombent; enfin elle frappe un jeune homme habitant la maison attenante. A Pont-à-Mousson, quatre personnes sont atteintes dans une famille composée de cinq membres. A Rochefort, elle se localise dans le bagne ; peu de temps après, elle se manifeste dans une maison voisine ; cinq personnes y sont atteintes, et trois meurent. A Aigues-Mortes, elle frappe deux personnes dans un grand nombre de maisons; dans l'une d'elles, cinq personnes sont atteintes, et quatre succombent. A Orléans, la maladie tue, en peu de jours, deux frères et une sœur. A Metz, M. Laveran signale, sur neuf malades civils, les deux enfants du portier de l'hospice. A Dijon, M. Poggi constate, parmi cinq malades civils, un jeune garçon et sa sœur. A Schlestadt, la maladie frappe les deux enfants du boucher qui fournit à la troupe. A Versailles, six hommes

<hr>

sultats obtenus à l'hospice Beaujon, sous le triple point de vue du chauffage et de l'assainissement des salles, et de la dépense en combustible.

habitant la même chambre sont atteints presque simultanément. A Saint-Etienne, deux camarades de lit succombent à 24 heures de distance l'un de l'autre. Plusieurs personnes, en rapport avec des malades, éprouvent des accidents de divers genres. Ainsi, à Philippeville, M. Lagrave et deux chirurgiens sont atteints de céphalalgie et de vertiges. A Orléans et à Toulon, on compte, sur moins de vingt victimes appartenant à la population civile, deux femmes, dont l'une *fréquente assidûment la caserne* (M. Grollois), et dont l'autre est enceinte d'un militaire (M. Corbin).

A Rochefort, quelques personnes éprouvent un sentiment d'ivresse (M. Lefèvre, p. 67). A Alger, l'officier comptable de l'hôpital de Mustapha, M. Bouvet, éprouve, pendant le règne de la maladie, une céphalalgie occipitale très-intense qui l'oblige à rentrer en France. A Avesnes, M. Leroy-Dupré, en soignant un enfant atteint de la maladie, est atteint de céphalalgie fronto-occipitale d'un caractère spécial et qui lui cause de l'inquiétude. Le père, la mère et la bonne de l'enfant éprouvent les mêmes accidents. (*Communication à l'académie nationale de médecine*, juin 1849.) Parmi les personnes attachées aux hôpitaux, les auteurs signalent comme ayant été atteints : à Grenoble, 2 médecins et 1 infirmier major ; à Rochefort, 1 chirurgien et plusieurs infirmiers ; à Strasbourg, 3 chirurgiens et 5 infirmiers ; à Saint-Etienne, 2 infirmiers ; à Avignon, 1 sœur, 1 infirmière et 1 lingère, toutes trois attachées à l'hospice où sont traités les soldats atteints de méningite ; à Philippeville, 1 infirmier ; à Alger, 1 chirurgien ; à Metz, 1 chirurgien et 3 infirmiers. N'y aurait-il dans cet ensemble de faits que des coïncidences ?

Saisons, mois, température. La maladie règne en 1805 à Genève, du mois de janvier au mois de mai. Elle se manifeste en 1814 dans la garnison de Grenoble, pendant les mois de février, mars et avril (Comte).Elle règne dans la garnison de Paris au com-

mencement de l'année 1814 (Biett). Elle est observée à Metz en 1815, pendant le premier semestre
(M. Rampont). Elle sévit dans la garnison bavaroise de
Sarreguemines dans l'hiver de 1816 à 1817 (Seitz).
Elle se manifeste en juin dans la garnison du Mans,
et pendant une chaleur de plus de 30 centigrades
(M. Pingrenon). Elle exerce ses ravages sur la garnison
de Saint-Etienne, de juin à septembre 1848 (M. Poggioli). A Douera, elle disparaît dès que le thermomètre
s'élève à 12° (M. Magail). M. Gasté, en 1841, signale
un hiver doux parmi les causes de la maladie. A Strasbourg, le refroidissement est indiqué neuf fois comme
cause occasionnelle, sur un total de 136 malades
(Tourdes).

En résumant un nombre assez considérable des
manifestations de la maladie à des époques et sur
des théâtres variés, nous avons trouvé qu'elle a
règné :

26	fois en	janvier.	9	fois en	juillet.
29		en fevrier.	8		en août.
19		en mars.	7		en septembre.
18		en avril.	9		en octobre.
12		en mai.	15		en novembre.
15		en juin.	20		en décembre

Il est manifeste que la maladie affecte une prédilection prononcée en faveur des mois les plus froids.
L'influence du froid devient plus évidente encore, si
l'on examine la répartition mensuelle du chiffre des
malades. Nous nous bornons à donner ce chiffre pour
les villes de Rochefort, Strasbourg et Metz (1).

---

(1) Voir les mémoires de **MM.** Lefèvre, Tourdes, Laveran.

ROCHEFORT.	MALADES.	STRASBOURG.	MALADES.	METZ.	MALADES.
Décembre 1838..	21	Octobre 1840...	1	Décembre 1847..	13
Janvier 1839.....	106	Novembre — ...	3	Janvier 1848..	27
Février —	43	Décembre — ...	8	Février — ..	45
Mars — :....	21	Janvier 1841....	34	Mars — ..	11
Avril —	12	Février —	43	Avril — ..	2
Mai —	15	Mars —	65	Mai — ..	8
Juin —	3	Avril	20	Juin — ..	1
Juillet —	1	Mai —	9	Novembre — ..	3
		Juin —	4	Décembre — ..	2
				Janvier 1849..	4
				Février — ..	5
				Mars — ..	5

Mais, si la prédilection de la maladie pour les mois les plus froids est incontestable, y a-t-il parallélisme entre la marche de ce qu'on appelle l'épidémie et celle de la température? Le tableau suivant, qui résume, pour Strasbourg, la constitution atmosphérique d'octobre 1840 à décembre 1841, répond négativement à cette question (1).

Mois.	Temp. moy. R.	Max.	Min.
Octobre 1840........	-|- 6,60 -|-	11 -|-	1
Novembre	-|- 5,94 -|-	14 —	2
Décembre	-|- 3,61 -|-	4 —	13
Janvier 1841........	-|- 0.57 -|-	9 —	13
Février............	-|- 0,03 -|-	6 —	9
Mars...............	-|- 6,58 -|-	13 —	2
Avril..............	-|- 3,65 -|-	19 -|-	2
Mai................	-|- 15,18 -|-	22 -|-	7
Juin...............	-|- 13,41 -|-	21 -|-	8
Juillet............	-|- 13,60 -|-	20 -|-	10
Août..............	-|- 14.47 -|-	22 -|-	9
Septembre.........	-|- 13,49 -|-	20 -|-	8
Octobre...........	-|- 9,11 -|-	18 -|-	1
Novembre..........	-|- 5,48 —	9 -|-	1
Décembre..........	-|- 4,16 -|-	9 -|-	1

Causes déterminantes. MM. Forget et Tourdes ont cherché à se rendre compte des causes déterminantes de la maladie. Voici le résultat de leurs observations.

(1) M. Tourdes, op. cit., page 33.

	CLINIQUE de la faculté.	MILITAIRES.	CIVILS.	TOTAUX
Chagrin et nostalgie.	//	3	»	3
Colère. . . . . , ...	1	»	»	1
Chute.	1	»	»	1
Excès de boisson..	3	10	3	16
Débauche.	»	1	»	1
Fatigues.	»	3	1	4
Insolation.	»	1	»	1
Refroidissement.	5	3	1	9
Cause inconnue.	30	63	7	100
TOTAUX. . . .	40	84	12	136

On voit que, sur 136 cas, on n'a pu saisir que 35
fois une cause déterminante. Il est digne de remarque que l'insolatiou, signalée par MM. Guersant,
Rilliet et Barthez comme une des causes les plus
fréquentes de la méningite inflammatoire, n'est
citée qu'une seule fois comme cause de la maladie
qui nous occupe.

SYMPTOMATOLOGIE.

Invasion ordinairement brusque, quelquefois au
milieu de la nuit, pendant le sommeil, pendant le
repas; frisson, céphalalgie fronto-occipitale, renversement de la tête en arrière, trismus, rachialgie, vomissements de matière verte, expulsion d'ascarides
par la bouche ou par le rectum, constipation, délire
ou état comateux, cris aigus, exacerbations nocturnes, décubitus dorsal ou décubitus latéral et en Z,
douleurs dans les membres inférieurs; quelquefois
herpès labialis, pétéchies, taches gangréneuses, parotides et odeur spéciale; pouls normal ou ralenti;
marche souvent très-rapide; tendance prononcée à
récidiver; guérison plus où moins rare, quelquefois
avec perte de l'ouïe, de la vue, ou avec paralysie.

Telle est, en résumé, l'image symptomatologique de la maladie.

Invasion et Prodrômes. L'invasion est tantôt foudroyante tantôt précédée de prodrômes. A Strasbourg, sur 94 malades, 45 ont offert des phénomènes précurseurs (1) ; à Paris, M. Lévy (2) signale 12 cas à invasion foudroyante sur 57 malades. Dans le cas d'invasion brusque, les individus sont frappés pendant leur repas, dans la rue, pendant une faction ; à Strasbourg, à Avignon, à Aigues-Mortes, des malades ont été atteints pendant le sommeil, au milieu de la nuit (3). Les prodrômes peuvent se prolonger au-delà de huit jours. Ils consistent dans les symptômes suivants : céphalalgie, vertiges, nausées, vomissements. Sur 49 cas à invasion subite, M. Tourdes a trouvé 28 cas mortels, ou 57 sur 100 ; sur 45 cas avec prodrômes, 23 seulement ont eu une issue funeste, ou 51 sur 100. Sous le rapport de la durée des prodrômes, les cas où ces derniers n'ont pas dépassé un jour ont donné 66 décès sur 100 ; tous les autres n'ont fourni qne 46 décès sur 100.

Incubation —Quelles sont les limites de la période d'incubation ? Cette question n'a été abordée, que nous sachions, par aucun des historiens de la méningite ; c'est une raison de plus pour que nous en signalions l'importance. Et d'abord, pendant combien de temps l'homme, après avoir quitté un foyer où règne la maladie, reste-t-il apte à la produire ? Plusieurs faits, rapportés à l'article Historique, attestent que cette aptitude peut se prolonger pendant quelques temps. Ainsi, pendant le règne de la maladie à Versailles, deux compagnies se rendent à Chartres, et produisent dans cette ville deux cas de méningite. Malheureusement, l'époque si importante de la mani-

---

(1) M. Tourdes.
(2) *Gazette médicale de Paris,* année 1849.
(3) Abercrombie insiste aussi sur l'invasion nocturne : *in the middle of the night.*

festation de la maladie n'a pas été notée. M. Giraud rapporte que, pendant le règne de la maladie à Brest, des hommes furent embarqués à bord d'un navire de l'État, et qu'il se présenta trois cas de méningite pendant la traversée (1). Ici encore, l'époque du développement de la maladie est passée sous silence. Une deuxième question relative à l'incubation est celle-ci : quel est le *minimum* de temps exigé pour la production de la méningite après l'admission dans un foyer? Pour répondre à cette seconde question, nous donnons, dans le tableau suivant, la marche de la maladie observée à la prison de la Force en 1848, époque à laquelle elle ne régnait nullement dans la population civile de Paris.

Age.	Séjour dans la prison avant la maladie.	Invasion.	Issue.	Durée de la maladie.
26 ans.	130 jours.	20 janvier.	Mort.	3 jours.
21	30	25	Mort.	4
22	13	5 février.	Guéri.	60
20	167	10	Mort.	3
30	47	11	Mort.	4
22	10	22	Mort.	5 heures.
17	12	24	Guéri.	21 jours.
18	5	29	Mort.	41
24	90	19 mars.	Mort.	6
23	5	28	Mort.	3
40	14	28	Mort.	4
27	1	20	Mort.	4

On voit que, sur 12 malades, 7 avaient moins de 15 jours de séjour à la prison lorsqu'ils furent atteints, et que, parmi eux, un malade n'avait même qu'un seul jour de séjour. En admettant, ce qui est très-vraisemblable, que cet individu n'ait eu, antérieurement à son entrée à la prison, aucun rapport avec un autre foyer, on peut conclure que la période d'un jour constitue jusqu'ici le terme *minimum* connu de l'incubation. '

Appareil cérébro-spinal. — De tous les symptômes, la céphalalgie est le plus constant ; variable à l'infini de siège, de nature et d'intensité, tantôt elle occupe

____

(1) Thèse de M. Giraud. Montpellier, 1851.

la nuque, tantôt la région pariétale, tantôt enfin la totalité de la tête. Lancinante, térébrante, gravative ou pulsative, elle arrache aux malades l'exclamation : ô ma tête ! (*oh my head!* Watson). Dans plusieurs cas mortels, la céphalalgie a constitué le seul symptôme appréciable. Chez la majorité des malades, il y a délire, quelquefois hallucinations; souvent l'intelligence reste normale jusqu'à la mort; elle tend cependant à se troubler sous l'influence des paroxysmes nocturnes. Dans d'autres cas, le délire est tel, que les individus n'ont, après leur guérison, aucun souvenir de ce qui s'est passé. Le docteur Blouquier a constaté la chute des cheveux dès le premier jour de la maladie. Le coma peut ouvrir la scène ou succéder au délire; dans quelques cas exceptionnels, c'est le délire qui succède au coma.

La rachialgie constitue un phénomène fréquent, moins constant toutefois que la céphalalgie; elle manque dans la variété purement cérébrale. Elle siège le plus fréquemment à la région cervicale, quelquefois dans la région lombaire et sacrée, moins souvent dans la région dorsale. On rencontre, dans un certain nombre de cas, renversement de la tête en arrière, trismus, difficulté dans la déglutition, opisthotonos, pleurothotonos, secousses convulsives, crampes (1). Les douleurs des membres existent dans le

---

(1) Nous croyons devoir rappeler ici que toutes les relations médicales du typhus de l'époque impériale signalent les phénomènes tétaniques. Citons quelques exemples : « Les malades, dit Horn, étaient couchés en supination. *Les mâchoires étaient tellement serrées*, qu'il était impossible de les écarter. (Horn, *Archiv. für prakt. Medizin.*) Chez un très grand nombre de malades atteints de typhus, il y a *trismus, dysphagie et tension des muscles cervicaux*. (Jos. Frank, t. 1, p. 404 et 407. — Consultez aussi Zecchinelli, *Narrazione del tifo contagioso*, p. 13. — Omodei, t. II, p. 130). Hildenbrand, dit avoir remarqué des contractions spasmodiques des muscles des mâchoires, du cou, une certaine roideur des doigts, des membres, le trismus (p. 104). « Il se déclarait quelquefois des roideurs tétaniques (p. 408). La roideur tétanique, les mouvements convulsifs étaient d'un funeste présage. » (Kerkhove, *Maladies de la grande armée*, p. 411.) Enfin les symptômes tétaniques sont signalés à chaque

quart, quelquefois dans le tiers des cas ; elles siègent surtout dans les membres inférieurs ; quelquefois les articulations sont douloureuses, tuméfiées ; la sensibilité cutanée est souvent accrue au plus haut degré ; dans quelques cas rares, il y a paralysie des membres. Sur 60 malades, M. Lévy signale :

Le trismus........................... 17 fois.
L'opisthotonos à divers degrés....... 18
Le pleurothotonos. 2
La contracture légère des membres.. 16
Les secousses tétaniques dans tout le
   corps...................... 2
Le délire...................-........ 42
La somnolence.................... 4
Le coma......................... 13
Des cris hydrencéphaliques......... 4

A Metz, 1848, M. Laveran signale le coma, le tétanos, le délire, comme particuliers aux formes graves. La roideur tétanique des membres existait dans le tiers des cas mortels, et dans le sixième des cas terminés par la guérison.

« A Toulon, dit M. Grellois, les malades n'ont accusé aucune douleur à la nuque ou le long du rachis dans un quart des cas mortels. La rigidité du cou et le renversement de la tête en arrière étaient loin d'être des phénomènes constants, même dans les cas mortels. Nous les avons même vu manquer complètement, alors que l'autopsie dénotait d'affreux désordres tout le long du canal rachidien. »

Nous insistons sur cette remarque de M. Grellois, dont nous avons eu plus d'une occasion de constater la justesse, parce que nous avons vu des médecins hésiter à diagnostiquer une méningite cérébro-spinale,

---

page dans l'instruction citée du ministre de l'intérieur, du 27 janvier 1814 ; dans la *Relation du Typhus de Sarragosse*, par M. Réveillé-Parise ; du *Typhus* de Torgau, par M. de la Tourrette ; du typhus observé à la Salpêtrière à Paris, par M. Pellerin.

par le seul motif de l'absence du renversement de la tête, et différer l'emploi d'une médication active, au grand préjudice du malade.

Sur 21 malades observés à Strasbourg, M. Tourdes signale 15 fois la dilatation et 4 fois la contraction des pupilles. A Versailles, M. Faure note des douleurs au fond des orbites, la vision gênée, double, parfois abolie ; à Aigues-Mortes, M. Schilizzi observe la perte d'un œil ; à Marseille, nous avons observé cet accident trois fois, la surdité deux fois, l'entière déformation de la pupille quatre fois. L'ouïe et la vue offrent de fréquentes hallucinations. Un de nos malades de l'hôpital du Roule croyait voir les étoiles en plein jour et entendre l'école des clairons. Le même individu présentait, au même moment, une extrême finesse de l'ouïe, qui obligeait les assistants à s'abstenir de toute réflexion sur lui, même à voix basse. Dans d'autres circonstances, l'ouïe est affaiblie ou abolie. L'odorat et le goût n'offrent rien de spécial. A Avignon, on a constaté la fréquence d'un écoulement purulent du nez ; à Metz, celle de l'otorrhée, à Marseille, celle d'une ophthalmie purulente.

Fonctions digestives. — Nausées, vomissements de matière verte, absence de soif, langue normale au début, constipation, tels sont les phénomènes les plus ordinaires. M. Lévy note ce vomissement vingt-deux fois au début, sept fois à la fin ou dans le cours de la maladie, trois fois le hoquet dans des cas mortels, la constipation vingt-trois fois au début, la diarrhée deux fois, le gargouillement iliaque, le météorisme et la douleur iliaque droite six fois dès le principe. Nous avons vu la constipation cesser sous l'influence de l'opium administré par la bouche à trois grammes, quatre grammes, et au-delà. Sous l'empire du même médicament, la langue, plus ou moins normale ou blanchâtre, s'est souvent séchée, au point de nous inspirer quelques craintes, malgré l'amélioration évidente dans l'ensemble de l'état des malades. La diminution ou la suspension de l'opium rendent à la langue son aspect normal. La présence des lombrics est chose très-variable ; nous en constations dans la majorité des cas à Marseille, nous n'en avons jamais rencontré ni à Paris, ni à Versailles ; ils ont manqué complètement à Rochefort, et ils se sont montrés très-fréquents à Metz. Nous avons observé cinq fois le spasme du pharynx ou de l'œsophage.

Circulation. — Le pouls s'est présenté à notre observation, normal, ralenti, rarement accéléré. A Strasbourg, sur 65 malades, il a présenté 31 fois au-delà de 90 pulsations par minute, 34 fois un nombre inférieur ; 10 cas de 80 à 90 pulsations ; 14 de 60 à 80 ; 14 au-dessous de 60. Ainsi, chez la moitié des malades, il y a eu accélération du pouls. Les ralentissements les plus marqués ont été :

Pour M. Forget,	de 59 pulsations.	
Pour M. Tourdes,	de 48	—
Pour M. Lagrave,	de 45	—
Pour M. Lévy,	de 42	—
Pour M. Grellois,	de 47	—
Pour nous,	de 35	—

Les extrêmes de fréquence ont été : pour MM. Tourdes et Lévy, de 120 pulsations; pour M. Laveran, de 110; pour M. Grellois, de 130.

Pour M. Tourdes, la lenteur du pouls, au début, a toujours été une circonstance défavorable ; les observations de M. Lévy sont négatives ; dans les nôtres, le ralentissement du pouls, même à 35 pulsations, a plusieurs fois coïncidé avec la guérison, chez des malades traités par l'opium à haute dose. Selon MM. Martinet et Parent-Duchatelet, le pouls, dans l'arachnoïdite inflammatoire, est le plus ordinairement fréquent ; quelquefois, au contraire, il est lent (p. 62). M. Andral s'exprime ainsi : « La rareté du pouls est plus commune dans les affections aiguës des méninges que dans la plupart des inflammations aiguës des organes thoraciques et abdominaux. » Sur

75 cas, cet auteur en signale 34 avec pouls normal, 8 avec pouls ralenti, 33 avec pouls accéléré.

Epistaxis. — L'épistaxis est signalée :

14 fois à Versailles, par M. Faure.
5 fois à Strasbourg, par M. Tourdes.
9 fois à Paris, par M. Lévy.
5 fois à Metz, par M. Laveran.

L'ensemble des observations tend à refuser à l'épistaxis une signification critique.

Sang. — Le sang a été reconnu couenneux :
Plusieurs fois à Rochefort, par M. Lefèvre.
Rarement à Strasbourg, par M. Tourdes.
14 fois sur 25 à Paris, par M. Lévy.
Exceptionnellement à Metz, par M. Laveran.
Presque toujours à Toulon, par M. Grellois.

Comme nous proscrivons d'une manière absolue la saignée de notre traitement, nous n'avons pas à émettre d'opinion personnelle sur l'aspect du sang ; nous en dirons autant sur l'analyse de ce liquide (1).

Voici le résultat de diverses analyses du sang, faites à des époques et sur des théâtres variés :

---

(1) Nous croyons devoir indiquer ici le procédé analytique de M. Figuier, qui donne les résultats les plus exacts, mais qui a contre lui d'être d'une exécution longue et difficile. Le sang est pesé, puis défibriné. La fibrine isolée est lavée, desséchée et pesée. Une partie du sang défibriné est traitée par une solution de sulfate de soude à 16° de l'aréomètre de Beaumé, en quantité double de celle du sang examiné. Le mélange opéré est jeté sur le filtre ; le liquide transparent qui traverse tient en dissolution les éléments solubles du sérum. Les globules restés sur le filtre sont lavés de nouveau avec une solution de sulfate de soude pour être débarrassés complètement de l'albumine soluble. Le filtre et les globules sont ensuite plongés dans l'eau bouillante, qui coagule la partie albumineuse qui constitue les globules, et entraîne le sulfate de soude qui les imprègne. On les sépare ensuite seulement du filtre, on les sèche et on les pèse. Le liquide filtré est soumis à l'ébullition qui coagule l'albumine. Le poids de l'eau est obtenu par la dessication directe du sang, et les fils par la combustion de la partie desséchée

	Strasbourg, 1841. M. Tourdes.	Lille, 1848. M. Maillot.	Paris, 1849. M. Lévy.	Toulon, 1851. M. Grellois. (1)
Fibrine..............	4,60	6,41	5,66	4,06
Globules...........	134,00	151,40	113,34	132,90
Matière organique et inorganique....	71,16	68,86	86,30	67,90
Eau...............	790,24	773,32	794,69	794,14
	1,000,00	1,000,00	1,000,00	1,000,00

La composition du sang normal des individus des *deux sexes* est, d'après les expériences récentes de MM. Bécquerel et Rodier, de :

Fibrine.......................	2,5
Globules......................	135
Matière organique et inorganique.	80
Eau.......................	782,5
	1,000

Mais, d'une part, les globules, qui ne sont que de 127 chez la femme, s'élèvent chez l'homme à 141 ; d'autre part, les analyses relatives à la méningite ont porté jusqu'ici exclusivement sur du sang provenant d'individus mâles. Il suit de là, et contradictoirement à diverses opinions qui n'avaient pas tenu un compte suffisant de cette dernière particularité :

1° Que la fibrine, dans l'état normal, étant représentée par 2,5, son élévation dans la méningite a oscillé entre 4,06 (Toulon) et 6,41 (Lille) ;

2° Que les globules, dans l'état normal et chez l'individu mâle, étant représentés par 141, ils se sont tantôt abaissés à 113 (Paris), tantôt élevés à 151 (Lille).

En d'autres termes, l'augmentation, même très-notable, de la fibrine est chose constante ; quant aux globules, ils sont le plus souvent diminués.

On a souvent considéré l'augmentation de la

---

(1) Moyenne de dix analyses.

fibrine comme signe représentatif de l'inflammation;
pour prévenir tout rapprochement prématuré, nous
croyons devoir rappeler que la fibrine monte à 4 et
même à 5 millièmes dans la grossesse, l'état puer-
péral, la chlorose, la maladie de Bright, le scorbut.

La combustion de la matière organique des ma-
tériaux solides du sérum a donné à M. Grellois, dans
quatre épreuves, les résultats suivants :

1re épreuve, sur	78,0	matière organique	73,08
		matière inorganique	4,62
2e —	70,0	matière organique	66,35
		matière inorganique	3,65
3e —	71,0	matière organique	65,22
		matière inorganique	5,78
4e —	64,42	matière organique	61,42
		matière inorganique	3

La densité du sérum, comparée à celle de l'eau, a
fourni les résultats ci-après :

1re épreuve	....	1033
2e —	....	1025
3e —	....	1019

La densité moyenne du sérum, dans l'état sain,
chez l'homme, peut être représentée par 1,028 ;
d'où il suit qu'il y a, dans la maladie qui nous occupe, tantôt accroissement, tantôt abaissement de la
densité du sérum.

Respiration.—L'auscultation et la percussion n'offrent rien de particulier, excepté dans les cas de
complications pulmonaires. Suivant M. Lévy, le
nombre des inspirations devient inquiétant lorsqu'il
dépasse 36.

Calorification. — Dans l'immense majorité des
cas, il y a au début absence de fièvre et absence de
chaleur, même dans les cas d'accélération du pouls.
Quand la maladie se prolonge, la fièvre peut sur-
venir. A Metz, la température de la peau a oscillé
entre 38 1/2 et 40 1/2 degrés centigrades (M. Laveran). Nous avons vu plusieurs fois, chez nos ma-

lades traités par l'opium à haute dose, le mieux se prononcer après une augmentation de la chaleur, souvent même accompagnée de sécheresse de la peau.

Appareil cutané. — Les manifestations cutanées ont, dans la maladie qui nous occupe, une importance sur laquelle nous avons eu occasion d'insister longuement dans un autre travail. L'*herpès labialis* a été observé à Strasbourg, dans les deux tiers des cas (M. Tourdes), à Paris, seulement une fois sur sept et demi (M. Lévy). A Metz, une éruption herpétique a été observée dans la moitié des cas, aux lèvres, au front, aux oreilles (M. Laveran).

Pétéchies et parotides. — A Auch, 1837, la peau des membres, du tronc, du scrotum, du pénis, était marbrée de larges ecchymoses violacées (Rapport de M. Mottet). « Plusieurs fois, dit M. Lefèvre, nous avons vu les téguments du corps offrir une cyanôse très-prononcée... Une ou deux fois, M. Fleury a constaté des taches pétéchiales, M. Jossand a signalé des parotides » (p. 70). A Aigues-Mortes, M. Schilizzi signale une *teinte bleuâtre* de la peau (p. 31). M. Tourdes constate sept fois des taches roses lenticulaires, trois fois des pétéchies qui, deux fois, étaient accompagnées de parotides ; plusieurs malades exhalaient l'odeur particulière au typhus (page 108). « Dans deux cas mortels, des parotides se sont développées... La nature du délire, l'apparition de pétéchies, tout annonçait un véritable typhus » (page 99). M. Forget signale trois fois des parotides sur un total de quarante malades (pages 41, 78, 87). A Versailles, M. Faure signale des taches pourprées ou d'un noir d'encre sur la peau (page 75); quatre fois des taches pourprées sur la surface péritonéale des intestins (page 93); un état gangréneux de la muqueuse stomato-pharyngienne (page 91); dix fois des pétéchies à la face interne du péricarde, une fois des taches rouges à la face externe du cœur. Enfin, MM. Maillot et Laveran ont constaté des pétéchies, le premier à Lille, le second à Metz. M. Laveran note quatre fois des marbrures, des taches bleuâtres des téguments des membres, et, dans plus de la moitié des cas, des éruptions herpétiques des paupières, des lèvres, des oreilles. L'herpès labialis, les furoncles, les escharres au sacrum se sont montrés chez les deux tiers des malades guéris. A Philippeville, 1845, M. Lagrave constate, chez un malade atteint de méningite, un purpura envahissant toute la surface du corps; il avait observé antérieurement un pourpre hémorrhagique à Belle-Isle-en-Mer. A Lille, 1848, M. Maillot indique une ou deux fois des pétéchies. A Strasbourg, 1848, M. Vaillant signale plusieurs cas de méningite avec pétéchies. Il se présente à la même époque plusieurs scarlatines pétéchiales hémorrhagiques. Les autopsies révèlent deux cas de péricardite avec pétéchies. A Paris, M. Lévy signale :

Erythème scarlatiniforme.....	1 cas.
— rubéoliforme.......	2
Erysipèle.........	4
Taches rosées lenticulaires,....	4
Pétéchies...................	5
Sudamina...................	3
Herpès groupé	8
Ecthyma (des fesses)	1
	28

Odeur. — M. Lefèvre et M. Grellois ont signalé une odeur de souris; à Strasbourg, une odeur de typhus est constatée par M. Tourdes.

Articulations. — Des épanchements articulaires ont été constatés à Rochefort, à Metz et à Cherbourg, et leur manifestation a parfois coïncidé avec l'entrée en convalescence des malades (1).

Appareil urinaire. — A Strasbourg, l'urine rou-

---

(1) Mémoires de MM. Lefèvre et Laveran, et Rapport de M. Judas.

gissait fréquemment le purpur de Tournesol ; elle ne précipitait pas l'acide nitrique : le sédiment déposé, examiné dans deux cas, était formé d'acide urique (1). A Paris (2), les urines ont coulé à l'insu des malades dans 23 cas ; sept fois elles se sont accumulées dans la vessie, de manière à déterminer la matité hypogastrique (3).

PÉRIODES.

Pour nous conformer à l'usage suivi par plusieurs auteurs, nous diviserons l'ensemble des symptômes de la méningite cérébro-spinale en deux périodes : une d'excitation, et une de collapsus ; mais nous devons déclarer que si cette division facilite l'étude du sujet, elle est loin de pouvoir être constamment établie au lit du malade.

Période d'excitation.

A Philippeville (4), ce qui frappait surtout en arrivant au lit d'un malade, c'était sa position, son air de souffrance, la fixité de son regard. Le décubitus était ordinairement dorsal ; la tête était renversée en arrière, le larynx saillant, les muscles antérieurs du cou relâchés, tandis que les postérieurs étaient violemment contractés. La contraction s'étendait souvent à tous les muscles extenseurs du rachis ; et le tronc du malade, qui ne reposait alors que sur l'occiput et le sacrum, formait un arc de cercle à concavité postérieure. Dans ces cas d'opisthotonos prononcé, les malades ne pouvaient rester sur le dos ; on les trouvait le plus ordinairement couchés sur le côté, les membres inférieurs fléchis ; d'autres fois étendus sur le ventre. L'agitation était extrême ; de

---

(1) M. Tourdes.
(2) M. Lévy.
(3) Nous croyons devoir rappeler que l'on a constaté dans la myélite aiguë inflammatoire l'alcalinité des urines.
(4) M. Lagrave.

vives douleurs dans les membres, accompagnées de crampes et de contractures pénibles, contraignaient les malades à changer de position, à essayer de se lever, et on avait beaucoup de peine à les empêcher de sortir du lit. Lorsqu'ils se levaient ainsi, on pouvait observer le soin singulier avec lequel ils maintenaient la tête et le rachis dans l'incurvation en arrière, afin d'éviter les douleurs qu'une autre position aurait provoquées. Aussi, lorsque les infirmiers les prenaient un peu brusquement pour les contraindre à se recoucher, poussaient-ils des cris déchirants. Au reste, sans y être incités par les manœuvres des assistants, ils exhalaient des plaintes continuelles, des soupirs, des mots inachevés, des cris même, et accusaient sans cesse des douleurs de tête.

La face était ordinairement rouge, les conjonctives parfois injectées. L'œil habituellement fermé avait, lorsqu'on entr'ouvrait les paupières, une fixité remarquable; le regard était terne ; la pupille, légèrement dilatée, était presque insensible aux agents lumineux, et ne se contractait que très-lentement et incomplètement, lorsque de l'obscurité on exposait l'œil à la lumière. La peau était sèche, terreuse, ou recouverte d'une sueur froide, et sa température était abaissée. Le pouls tendu, mais peu fort, assez plein, était très-ralenti, et donnait de 40 à 60 pulsations; quelquefois, cependant, sa fréquence était augmentée. Le délire, ordinairement bruyant, était continuel, et les malades ne cessaient, la nuit surtout, de tenir les propos les plus vagues et les plus incohérents. Lorsqu'on fixait leur attention, en les interrogeant à voix haute, ils répondaient cependant assez juste, et retombaient aussitôt dans les divagations dès qu'on les abandonnait à eux-mêmes.

La soif était vive. La langue offrait un enduit remarquable, fort épais, d'un blanc mat, jaunâtre, et ses pupilles étaient comme allongées ; autour du collet des dents on trouvait souvent les taches nacrées des gencives qu'on rencontre dans la fièvre typhoïde.

Les boissons, à peine ingérées, étaient rendues accompagnées d'une bile claire et aqueuse. Il n'y avait pas de sensibilité à l'épigastre. La constipation était opiniâtre. La quantité des urines, qui étaient claires et limpides, paraissait normale, et la miction se faisait souvent à l'insu du malade. La douleur de la nuque et du rachis n'était pas très-exaltée par la pression simple, mais elle devenait atroce lorsqu'on imprimait une déviation latérale à la tête.

Période de collapsus (1).

Elle n'arrivait que progressivement, et un coma vigil alternait avec le délire, qui ne se traduisait plus que par des rêvasseries. L'agitation était moindre, et les malades finissaient par rester tranquilles. Quelquefois cependant, en l'absence du délire, et malgré la profondeur du coma, les malades continuaient à s'agiter, à se tordre, à se débattre, et ces mouvements désordonnés au milieu du plus morne silence, avaient quelque chose de bizarre et de sombre. La déglutition des boissons devenait de plus en plus difficile ; elles étaient rejetées par la contraction du pharynx, ou tombaient dans l'œsophage comme dans un tube inerte. Le trismus était si violent, qu'il fallait, avec le manche d'une cuiller, écarter fortement les mâchoires pour y introduire l'extrémité d'un biberon. La face était pâle, ou légèrement cyanosée ; les yeux très-injectés, la conjonctive, quelquefois boursoufflée, était immobile. Une écume ténue et octueuse filtrait à travers la bouche contractée. Enfin le collapsus devenait complet, le malade s'affaissait de plus en plus ; les membres, dans la résolution, devenaient froids La respiration s'embarrassait, devenait plus rare ; un râle bronchique bruyant était produit par les mucosités qui obstruaient les voies respiratoires et refluaient par les narines. Le pouls devenait filiforme ; le refroidissement, d'abord borné aux mem-

---

(1) M. Lagrave.

bres, s'emparait de tout le corps, et enfin la mort terminait l'agonie.

IIIe OBSERVATION (1). — Farrugia, Maltais, exerçant la profession de boucher, d'un tempérament sanguin, bilieux, d'une constitution athlétique, entre à l'hôpital de Philippeville le 10 janvier dans la soirée. Il y a trois jours, il a été pris d'étourdissements avec perte de connaissance incomplète. Depuis ce temps, il a eu constamment une violente céphalalgie, avec roideur de la nuque et vomissements continuels. Le 11 au matin, la face est rouge, les yeux injectés, la langue couverte d'un enduit blanc et épais. La soif est vive, les vomissements fréquents ; l'épigastre est un peu douloureux à la pression. La bile rendue par les vomissements est verte et aqueuse. La tête renversée en arrière est, ainsi que la nuque, le siège d'une vive douleur. La pupille dilatée est insensible à l'action de la lumière. Le malade est dans une légère somnolence accompagnée de rêvasseries, dont il ne sort que pour pousser des cris et proférer à haute voix des paroles incohérentes; il veut alors quitter son lit, où l'on a de la peine à le retenir. Le pouls est plein, dur à 70 pulsations. Limonade citrique; saignée de 500 grammes; une ventouse scarifiée à la nuque et une à l'épigastre. Dans l'après-midi, 30 sangsues aux mastoïdes. Le 12, le malade est un peu moins agité; il répond mieux aux questions. Le délire alterne avec le coma, qui est plus prononcé que la veille. Dans la nuit il y a eu une abondante transpiration. Les vomissements sont moins répétés ; cependant ils paraissent causer beaucoup de fatigue. Le mal de tête est toujours violent. Saignée de 400 grammes ; une ventouse scarifiée à l'épigastre ; sulfate de quinine, un gramme en deux fois. A la visite du soir, le coma est profond. On prescrit des vésicatoires aux membres inférieurs, et une potion laudanisée.

____

(1) M. Lagrave.

Le 13, la face est vultueuse, les conjonctives bour-
soufflées ; le malade respire bruyamment et fait entendre un râle bronchique à grosses bulles. Le pouls
est toujours plein et fort à 80 pulsations. Il ne peut
desserrer les dents pour avaler les boissons. Le
coma persiste. On pratique une saignée de 300
grammes ; on couvre les extrémités de sinapismes, et
on applique 24 sangsues en deux fois sur le front.
Lavement avec 15 décigrammes de sulfate de quinine.
Mort à 11 heures du matin.

Autopsie. — Les sinus de la dure-mère sont gorgés
de sang noir. L'arachnoïde ne contient rien dans sa
cavité ; au dessous du feuillet viscéral, on voit les
vaisseaux dilatés et saillants ; la pie-mère est très-in-
jectée. Entre l'arachnoïde et la pie-mère, sur les parties latérales des hémisphères, on trouve quelques
plaques de matière plastique purulente ; cette matière
tière se retrouve dans la scissure de Sylvius, et à l'u-
nion de la moelle de la protubérance cérébrale. Les
ventricules ne contiennent que peu de sérosité ; les
plexus choroïdes sont très-colorés ; la substance blanche est piquetée et de consistance normale. A partir
du trou occipital jusqu'au niveau de la cinquième
vertèbre cervicale, la moelle est recouverte d'une
pseudo-membrane résistante. Les cavités droites du
cœur contiennent des caillots de sang et des concré-
tions fibrineuses adhérentes aux parois. Le poumon
est rouge et gorgé de sang ; les bronches dilatées et
remplies de mucosités épaisses. L'estomac contient
un liquide verdâtre ; sa membrane interne est boursoufflée, ramollie, et présente vers sa courbure une
vive arborisation.

IVᵉ OBSERVATION (1).—Pace, jardinier, âgé de 30 ans,
d'une constitution vigoureuse, entre à l'hôpital le 6
février. Il y a deux jours qu'il est malade. Il se plaint
d'une violente céphalalgie, et accuse de la douleur à

____

(1) M. Lagrave.

la partie postérieure du cou. La langue est épaisse et recouverte d'un enduit sale et pâteux ; la bouche est mauvaise, et les boissons sont rendues peu de temps après leur ingestion. Le regard est fixe sans être hagard. La peau est moite et chaude. Il y a du délire, de l'agitation ; cependant l'intelligence n'est pas complètement abolie. On prescrit : limonade émétisée à 0,05 ; saignée de 500 grammes ; potion laudanisée à deux grammes (bis). Le 7, la saignée est recouverte d'une forte couenne inflammatoire. Le malade est beaucoup mieux ; la nuit a été bonne. Le pouls, qui était la veille à **118**, est descendu à **101** ; il est toujours large et développé, mais un peu plus mou. La céphalalgie et la douleur de la nuque sont moins intenses. Le délire est intermittent. Une nouvelle saignée de 500 grammes ; le reste *ut supra*. Le 8, depuis hier soir, tous les symptômes se sont aggravés. Pendant la nuit le malade a été tourmenté par des rêves pénibles, et n'a point reposé. Il exhale des plaintes continuelles, et porte constamment la main à la tête et la nuque, pour indiquer le siège de son mal. Le pouls est revenu à **100**. De temps en temps apparaît un hoquet qui fatigue le malade. Depuis le commencement de la maladie, il n'y a pas eu de selles. Deux ventouses scarifiées à la nuque ; solution éméto-cathartique ; le reste comme précédemment. Il y a eu de nombreuses selles dans la journée. Le malade paraît un peu mieux vers le soir, mais le hoquet le tourmente beaucoup Une potion anti-spasmodique. Le 9, délire continuel avec somnolence ; il faut éveiller le malade pour qu'il ne tombe pas de son lit. Trismus. opisthotonos, pouls à 116 ; légère transpiration. Hoquet permanent. On ajoute un gramme de teinture de castoréum à la potion laudanisée, et on donne un lavement camphré. Le 10, le malade est fort mal ; il a le délire toute la nuit ; ce matin, il est dans la stupeur ; sa face et sa poitrine sont couvertes d'une sueur froide. Le hoquet, qui cesse momentanément, reparaît chaque fois qu'on lui donne à boire. L'œil est terne. Quand le malade sort du coma, c'est pour s'agiter et pour pousser des gémissements. Il répond cependant encore aux questions, et prétend ne plus ressentir de douleur à la nuque. La tête est toujours renversée. La respiration commence à devenir râlante. Mêmes prescriptions ; vésicatoires aux extrémités ; un séton à la nuque. Dans la journée, le coma devient plus profond, et à quatre heures de l'après-midi le malade meurt.

Autopsie. — Les vaisseaux du crâne et du rachis sont très-injectés. Le cerveau, lorsqu'on a incisé la dure-mère, présente une teinte d'un blanc opaque, due à la présence d'une couche pseudo-membraneuse de pus plastique, qui existe entre l'arachnoïde et la pie-mère. Les ventricules latéraux sont dilatés, et renferment plus de sérosité qu'à l'état normal; le ventricule moyen contient la valeur d'un dé à coudre de pus nageant dans la sérosité. La consistance du cerveau est normale; il en est de même du cervelet. Toute la partie postérieure de la moelle épinière est tapissée par la couche plastique purulente, qui pénètre entre les divisions de la queue de cheval; à la partie supérieure, la substance de la moelle est ramollie. L'estomac et les autres organes de la digestion ne présentent rien de particulier. Le poumon et le cœur droit sont gorgés de sang.

Fréquemment, dit M. Lagrave, le coma ouvrait la scène; probablement, il avait été précédé de symptômes d'excitation, qui avaient eu une courte durée, et sur l'existence desquels on ne pouvait avoir de renseignements. Les malades étaient immobiles, la face pâle ou vultueuse, les paupières baissées ; les pupilles dilatées et insensibles à la lumière; les mâchoires étaient violemment contractées, et c'est avec peine qu'on introduisait entre elles l'extrémité d'un biberon. Le pouls était tantôt fréquent et petit, tantôt plein, le plus souvent mou et lent. Si l'état comateux persistait, le malade s'affaissait de plus en plus, la respiration s'embarrassait, et la vie ne tardait pas à s'éteindre. Dans le cas contraire, le malade semblait se réveiller ; il ouvrait des yeux étonnés, répondait aux questions, et accusait alors de la douleur à la tête et à la nuque ; le pouls se relevait, et le malade se soulevait pour prendre ses boissons. Quand la guérison devait avoir lieu, le mieux se soutenait, la céphalalgie diminuait, et peu à peu la convalescence s'établissait. Mais, si la douleur de la tête et de la nuque, loin de diminuer, paraissait augmenter, la stupeur ne tardait pas à revenir, les accidents primitifs reparaissaient, le malade tombait dans le collapsus, et la mort n'était pas loin. C'est surtout lorsque le coma débutait d'emblée, et persistait sans interruption jusqu'à la mort, que la méningite était foudroyante, et que les malades tombaient comme sidérés dans un collapsus effrayant qui laissait à peine le temps de venir à leur secours. Un grand nombre de malades succombaient ainsi en douze et vingt-quatre heures ; quelques-uns sont morts deux heures après avoir été reçus à l'hôpital ; un Maltais mourut à son arrivée dans la salle, et avant d'avoir été placé dans le lit qui lui était destiné. Il est à remarquer que lorsqu'une mort rapide avait ainsi lieu au milieu d'un collapsus complet, et sans qu'il se fût manifesté aucune trace de délire ni d'agitation, la pseudo-membrane n'existait pas toujours, et, à sa place, on rencontrait ces collections de sérosité trouble, floconneuse, dans les ventricules et dans la cavité que remplit normalement le liquide de M. Magendie. Évidemment alors, le collapsus dépendait de l'état de compression de l'encéphale. Lorsque la mort, ce qui était rare, arrivait dans la période d'excitation, ou, pour parler avec plus de vérité, dans le coma de courte durée qui la terminait alors, on ne trouvait ni fausses membranes, ni liquide, mais seulement les traces d'une violente congestion, et d'une vive inflammation.

On verra plus loin qu'à Toulon, en 1851, les choses se sont présentées sous un aspect diamétralement opposé. En effet, ici on a trouvé du pus dans les cas aigus, de la sérosité dans les cas chroniques.

Ve OBSERVATION (1). — Xerri, journalier, âgé de 37 ans, d'une constitution athlétique, est apporté à l'hôpital de Philippeville le 3 février, dans un état complet de coma. Le seul renseignement qu'on puisse obtenir des Maltais qui l'accompagnent, c'est qu'il est malade depuis deux jours. L'intelligence est tout-à-fait abolie; la face est boursoufflée, vultueuse; les mâchoires contractées. On peut cependant le faire boire à l'aide d'un biberon. Le pouls est petit, dur, très-fréquent. On lui applique des sinapismes; on lui fait prendre un gramme de sulfate de quinine, et on prescrit une potion avec deux décigrammes d'extrait gommeux d'opium, à prendre dans la journée. A la visite du soir, le malade peut répondre aux questions; il se plaint d'une vive douleur à la région occipitale et à la partie postérieure du cou. Le pouls est plus plein que le matin : 115 pulsations. Il a bu toute la potion. On lui en prescrit une autre pour la nuit avec deux grammes de laudanum, et on applique deux ventouses scarifiées à la nuque. Pour boisson un litre de limonade émétisée. Le 4, l'intelligence est toujours assez nette. Le pouls est plus petit et plus serré qu'hier. Il y a de la stupeur dans le regard. La douleur est incessante à la nuque, et se prolonge le long du rachis, où son siège principal est à la région lombaire. Mêmes prescriptions; de plus, deux vésicatoires aux jambes, et quatre sinapismes aux extrémités. Le 5, il y a beaucoup de mieux ce matin; Xerri parle volontiers, ce qu'il faisait hier difficilement; le regard est beaucoup plus assuré. Pouls à 82 pulsations. La douleur de la nuque est beaucoup moins forte; la céphalalgie a sensiblement cédé. Mêmes prescriptions. Dans la nuit, le chirurgien de garde est appelé; il trouve le malade dans l'agitation, le délire. Il couvre les mem-

____

(1) M. Lagrave.

bres de sinapismes. Le 6, tous les symptômes primitifs ont reparu : le malade ne répond plus aux questions; le coma est complet. La pupille est très resserrée; la cornée commence à devenir légèrement opaque. Les mâchoires sont contractées. Le pouls est à 115. On entend dans la poitrine un râle bronchique précurseur du râle des agonisants. La journée se passe au milieu de ces symptômes graves, et à 6 heures du soir le malade meurt.

Autopsie— Les sinus de la dure mère sont remplis de sang noir. Le sinus pétreux inférieur qui a été ouvert en enlevant le cerveau, verse abondamment une grande quantité de sang. L'aspect du cerveau est d'un blanc opaque. Le tissu cellulaire sous-arachnoïde est converti en une couche presque continue de pus, qui contourne les circonvolutions cérébrales. Les ventricules latéraux contiennent de la sérosité purulente; il en est de même du cinquième ventricule. L'aqueduc de Sylvius paraît dilaté. Entre l'arachnoïde et la pie-mère rachidéennes, on trouve une sérosité trouble, légèrement colorée en brun, et du pus plastique en plusieurs endroits. La moelle est ramollie dans toute son étendue. Au niveau de la septième vertèbre cervicale, il existe un petit foyer de pus blanc et crémeux; dans cet endroit la moelle est en partie détruite. Rien de particulier dans les organes du tronc.

VIe OBSERVATION (1).—Belarbre, sans profession, âgé de 16 ans, est apporté à l'hôpital de Philippeville, le 19 février 1846. Il est impossible d'avoir aucun renseignement sur l'état antérieur de ce malade. On sait seulement que depuis trois jours, il se plaint beaucoup de la tête, et que depuis ce moment la fièvre ne l'a pas quitté. Il est entré dans un état de collapsus complet. Le pouls est développé, sans être très-fréquent : 98. L'état de la langue ne peut être cons-

____

(1) M. Lagrave.

taté, le malade ne pouvant desserrer les dents. Les membres sont très-contractés, surtout les supérieurs; la tête est renversée en arrière. Il y a un peu de carphologie. La peau est moins chaude qu'à l'état normal; les jambes et les pieds sont froids. La cornée a une légère opacité ; le regard est vague ; le faciès un peu livide. On couvre les membres de sinapismes ; on applique des ventouses scarifiées tout le long du rachis, des sangsues à la tête, et on prescrit une potion avec deux décigrammes d'extrait gommeux d'opium, et un gramme de sulfate de quinine en lavement. Le malade ne sort pas du collapsus, et meurt le lendemain matin à six heures.

Autopsie. — A l'ouverture du crâne, on trouve un liquide légèrement opalin, floconneux, entre l'arachnoïde et la pie-mère. Il existe un peu de pus dans la scissure de Sylvius. Les ventricules latéraux sont très-dilatés et remplis d'une sérosité lactescente; les plexus choroïdes sont décolorés. Entre les divisions de l'extrémité inférieure de la moelle, on trouve une gelée molle, tremblante, franche. La moelle est saine.

FORMES.

Les différences dans la gravité, la durée et le mode de manifestation de la maladie, ont déterminé plusieurs auteurs à admettre un certain nombre de formes. M. Tourdes résume dans le tableau suivant ces différentes formes, leur nombre, leur marche, et leur danger relatif. Faisons remarquer, toutefois, que la durée et la mortalité indiquées dans ce document ont essentiellement trait à des individus soumis, à peu près exclusivement, au traitement par les déplétions sanguines. Ce point est important à noter, car l'on verra plus loin que des résultats très-différents peuvent être obtenus par une autre médication.

Formes de la maladie observée à Strasbourg.

	CAS HEUREUX.		CAS MORTELS.		TOTAL DES CAS.		MORTALITÉ sur 100.
	Nombre.	Dur. moy.	Nombre.	Dur. moy.	Nombre.	Dur. moy.	
Formes cérébro-spinales.	cas.	jours.	cas.	jours.	cas.	jours.	
Foudroyante.	"	"	13	2,9	13	2,9	100
Comateuse convulsive. . .	"	"	9	4	9	4	100
Inflammatoire..	3	35	6	9	9	17	66
Typhoïde.	3	55	11	30	14	36	78
Douloureuse.	7	100	3	25	10	33	30
Hectique.	1	37	5	48	6	56	82
Paralytique..	1	110	1	34	2	72	50
TOTAL. . .	15	49	48	16	63	23	76
Formes cérébrales.							
Céphalalgique.	19	23	"	"	19	23	00
Céphalalgique délirante. .	5	19	1	17	6	19	16
Délirante.	4	45	3	19	7	34	42
Comateuse..	1	23	1	5	2	11	50
TOTAL. . .	29	25	5	16	34	24	14

« A Versailles, dit **M.** Faure (p. 99), la maladie s'est présentée sous deux formes bien distinctes : la forme inflammatoire, et la forme typhoïde. — Dans cette dernière il y avait prédominance marquée des symptômes nerveux, expression de stupeur, épistaxis (14 fois), sang riche en sérum, petitesse du pouls, prostration, langue sèche, douleurs abdominales, évacuations involontaires, etc. Quelques malades avaient des épistaxis. — Dans les trois ou quatre premiers jours, on remarquait sur la peau, dans la plupart des cas graves, des taches d'un brun foncé ou d'un pourpre vif, quelquefois arrondies et lenticulaires, d'autres fois irrégulièrement découpées, et ayant de deux à dix millimètres de largeur; elles ne disparaissaient pas à la pression, et faisaient quelquefois une saillie prononcée au-dessus de la peau. Chez deux sujets elles offraient à la jambe gauche un aspect confluent, et s'accompagnaient d'un refroidissement notable du membre. Dans quelques cas, au lieu d'une éruption pourprée, il existait des taches d'un noir d'encre, mal circonscrites, et se fondant comme des ombres sous la peau, ou des taches rouges analogues à celles de l'urticaire et de la scarlatine, ou encore une véritable éruption miliaire rouge (p. 76). La rate a été trouvée cinq fois atrophiée et flétrie, dans cinq autres cas elle était hypertrophiée et ramollie (p. 94). Chez sept sujets, il y avait gonflement des follicules de Brunner. Dans deux cas, ce gonflement était accompagné de leur ulcération. Trois autres ont offert quelques plaques de Peyer hypertrophiées. »

« Il n'est véritablement qu'une seule maladie, dit M. Forget, qu'il serait possible de confondre avec la méningite. L'erreur est facile, et nous l'avons commise : il s'agit de l'entérite folliculeuse, ou fièvre typhoïde. Et d'abord, il serait naturel de prendre pour une affection typhoïde certaines méningites avancées et accompagnées de fuliginosités buccales, de diarrhées, de prostration, de subdélire comateux. La simultanéité ou la succession des deux maladies a été maintes fois constatée, non-seulement par les symptômes, mais encore pas les lésions anatomiques. »

Il est une forme intermittente de la maladie qui s'est présentée souvent à notre observation, et sur laquelle M. Lagravé a particulièrement insisté. Les malades, dit ce médecin, qui étaient arrivés, soit dans le délire, soit dans le coma, parcouraient les différentes phases de la maladie qui ont été indiquées. Puis, les symptômes s'amendaient : les malades sortaient de leur torpeur, le délire ne reparaissait plus qu'à de longs intervalles, l'agitation cessait, la céphalalgie diminuait, les douleurs du rachis se dissipaient, le pouls devenait normal. Les malades se levaient sur leur séant, prenaient eux-mêmes leurs boissons, demandaient à manger ; quelques-uns même quittaient le lit pour se promener dans la salle Tout semblait terminé, ou du moins la convalescence être en très-

bon chemin. Tout à coup, et sans aucune impru-
dence de la part des malades, les accidents primitifs
reparaissaient avec leur intensité première. Les malades recommençaient à pousser des cris, à s'agiter,
à renverser la tête, à se plaindre de vives douleurs à
la tête et au dos. Cette rechute, arrivée au summum
de son développement, suivait ensuite, comme les
premiers symptômes, une marche décroissante, et on
espérait de nouveau une convalescence solide ; mais
un troisième accès arrivait, puis un quatrième, et
ainsi de suite. Ces accès n'avaient rien de régulier
dans leur apparition, ni dans leur durée : tantôt les
nouveaux accidents éclataient le matin, tantôt le soir ;
le plus fréquemment, toutefois, à l'entrée de la nuit.
Cependant, à la longue, la maladie finissait quelquefois par s'amender, et les accès n'étaient plus marqués que par la violence de la céphalalgie. Dans
quelques cas, les accidents primitifs n'avaient rien
perdu de leur première gravité. Il est à remarquer
que les malades qui ont présenté cette forme intermittente, soit qu'elle ait été plus ou moins grave, soit
qu'elle ait duré plus ou moins longtemps, ont tous
guéri. Chez les uns, comme je viens de le dire, les
accès paraissaient diminuer d'intensité, et ils finissaient par entrer dans une convalescence qui
amenait décidément la santé ; chez les autres, au
moment où tout semblait compromis, où la persistance de symptômes si graves faisait craindre une
issue funeste, la maladie disparaissait comme par enchantement, et c'est avec peine qu'on retenait les
malades à l'hôpital, pour s'assurer que, cette fois, il
n'y avait plus de danger.

VIIe OBSERVATION. — Santa-Luca, portefaix maltais,
22 ans, fort, robuste, d'un tempérament bilioso-
sanguin, est reçu à l'hôpital de Philippeville, le 30
janvier 1846. On l'a apporté sur un brancard. Il
n'est malade que depuis la veille. Il est dans un
état de coma complet. La face est rouge ; les yeux

sont injectés, les pupilles un peu dilatées sont insensibles aux rayons lumineux. La tête est violemment renversée en arrière, le larynx saillant, la colonne vertébrale est arquée dans le sens postérieur, les mâchoires sont serrées l'une contre l'autre. La respiration est haute et râlante. Le pouls est normal. L'intelligence est complètement abolie. Pour faire boire le malade, on est obligé de verser le liquide dans une cuiller dont le bec est introduit de force entre les dents, et de lui pincer ensuite le nez : le besoin de respirer le contraint alors d'en avaler quelques gorgées. On prescrit : limonade citrique, 2; potion laudanisée à deux grammes (*bis*); 36 sangsues en trois fois, sur le front; 4 ventouses scarifiées à la nuque et le long du rachis; sinapismes en permanence sur les avant-bras et les jambes; deux demi-lavements avec chacun un gramme de sulfate de quinine. Le 31, le coma paraît moins profond; le malade sent les sinapismes; il ouvre parfois les yeux, qui sont fixes et comme sans regard, quand on l'appelle avec force; il ne peut toujours pas parler; de temps en temps il pousse un soupir; la respiration est moins embarrassée. Mêmes prescriptions. Le soir, le malade est dans un délire bruyant; il pousse des cris, s'agite, se tord, jette à bas ses couvertures; trois infirmiers sont occupés à le maintenir. Le 1er février, le malade est dans le même état que la veille au soir. On lui a mis la camisole de force dans la nuit. Personne n'a pu fermer l'œil de la nuit dans la salle. Sangsues en permanence, huit par huit, sur le front, les tempes et les mastoïdes; ventouses scarifiées le long de la colonne vertébrale; sulfate de quinine, un gramme; potion laudanisée, deux grammes (*ter*). Le 2, le délire est moins bruyant, ce ne sont plus que des rêvasseries, des plaintes continuelles; légère somnolence, dont on tire le malade en l'interrogeant à haute voix. Il répond pour la première fois, en disant : la tête! la tête! En déviant légèrement la tête, on lui arrache des cris aigus; la pression de la nuque le fait beaucoup souffrir; les mâchoires ne sont plus contractées, et il boit avec assez de facilité. La langue est couverte d'un enduit épais d'un blanc jaunâtre. Potions laudanisées; sulfate de quinine. Le 3, les réponses sont assez nettes, l'agitation est moindre; le malade se plaint de la tête et du rachis; la colonne vertébrale n'est plus arquée comme autrefois; la tête a sa position normale; la stupeur a remplacé le coma; la langue est sale. *Ut suprà.* Le 4, le mieux a continué : la céphalalgie est toujours persistante, mais elle est moins vive; il en est de même de la douleur de la nuque; le pouls est bon, 81 pulsations; la peau est un peu chaude. Le malade, qui a déjà demandé hier des aliments, fait aujourd'hui de vives instances pour en avoir. On continue le même traitement, et on place un séton à la nuque.

Le 5, l'état du malade est encore plus satisfaisant; on lui accorde un bouillon. Le 6, à part un affaissement encore un peu marqué, et un léger enduit de la langue, on peut croire le malade en convalescence. On suspend le sulfate de quinine et la potion opiacée, et on donne un vermicel. A la visite du soir, on trouve le malade dans un état comateux, et poussant des gémissements. La tête est de nouveau renversée en arrière. La céphalalgie et la rachialgie sont atroces. Le pouls est dur, fréquent, 97 pulsations. On prescrit une saignée de 500 grammes, et l'on remet le malade à l'usage des opiacés et du sulfate de quinine. Le 7, amendement des symptômes qui s'aggravent encore le soir. La saignée présente une forte couenne inflammatoire. Le 8, amélioration marquée; la céphalalgie est toujours vive. Le malade demande à manger; on lui accorde quelques cuillerées de vermicel. Continuation du même traitement. Le 9 et le 10, la tête est entièrement libre; point de douleur dans la colonne vertébrale; un peu de gêne seulement à la région sacrée, que le malade attribue au décubitus dorsal. Il mange une soupe et des pruneaux.

Il annonce l'intention de se lever le lendemain. On ne donne plus qu'un gramme de laudanum dans les vingt-quatre heures. Huit décigrammes de sulfate de quinine. Le 11, à la visite du matin, le malade est parfaitement bien. Une heure après qu'elle est passée, il accuse un violent mal de tête, puis tombe tout à-coup dans un affaissement semblable à celui des premiers jours. Les symptômes vont en s'aggravant jusqu'au soir. Le pouls est redevenu fréquent; la langue est plus salée; la peau est moite. Dans la nuit, il y a une selle liquide. Le 12, les symptômes graves continuent. Le malade ne sort du coma que pour se plaindre de la tête et du cou; les muscles de cette partie sont tendus et immobiles. La bouche est sèche; la langue et les gencives sont fuligineuses. Il y a un peu de météorisme; on perçoit du gargouillement dans la fosse iliaque. Potion avec extrait gommeux d'opium, 2 décigrammes. Saignée de 400 grammes. Un demi-lavement. La saignée ne présente pas de couenne; le sérum est très-abondant. Le 13, la céphalalgie ne cesse pas un instant de tourmenter le malade; elle est surtout vive aux légions temporales. Le pouls est fort et fréquent, 124. La surface de la langue, et le pourtour des gencives, sont couverts de fuliginosités poisseuses. Le ventre est tendu. Le malade est très-abattu, affaissé sur lui-même; il ne peut exécuter le moindre mouvement sans de grandes difficultés. 3 décigrammes d'extrait gommeux d'opium; un quart de lavement purgatif. 36 sangsues aux tempes en trois fois. A huit heures du soir, le malade est mieux; il répond volontiers aux questions; le pouls s'est ralenti, il espère passer une bonne nuit. Le 14, le mieux d'hier soir n'a été qu'un éclair : ce matin le malade souffre beaucoup. La céphalalgie est le symptôme qui domine tous les autres. Il y a affaissement complet, plaintes continuelles. Le pouls est à 82. La langue, un peu plus humide qu'hier, est toujours couverte d'un enduit brun très-épais. Le ventre est un peu moins tendu. Le malade transpire un peu, particulièrement à la tête. Le lavement a procuré une selle liquide fétide. Limonade émétisée, 0,05 ; extrait d'opium 0,3 ; sulfate de quinine, un gramme (*bis*); 12 sangsues à la région frontale. A dix heures du matin, le malade a été pris d'un accès de fièvre, avec frisson, réaction, et sueur, qui a duré jusqu'à deux heures. Le 15, la céphalalgie est toujours aussi vive, les plaintes aussi nombreuses. Le pouls est élevé, plein et dur, 98. La langue est couverte d'un enduit jaune sale. Même abattement, même prescriptions. Quelques cuillerées de bouillon. Le 16, un peu de mieux le matin ; les douleurs à la tête et à la nuque sont moins vives. Le pouls est toujours plein ; la langue sale ; la peau plus naturelle. Extrait d'opium 0,4 ; le reste *ut suprà*. Le soir, à la contre-visite, le mieux est beaucoup plus déclaré que le matin. Le malade répond volontiers ; il est moins abattu ; le faciès est plus ouvert, le pouls moins fréquent et moins dur, 79. Le 17, pendant la nuit, il y a eu recrudescence de symptômes graves. Ce matin, une céphalalgie extrêmement vive, et qui fait claquer les dents au malade, siège à la région occipitale ; elle est beaucoup moins vive à la région frontale. Le pouls a repris sa plénitude et sa fréquence, 106. Le malade est très-abattu, et se plaint continuellement. Les mouvements de la tête s'exécutent difficilement, et toujours avec de grandes douleurs. Des fuliginosités recouvrent de nouveau la langue, les dents et l'intérieur de la bouche. Même traitement. Ventouses scarifiées à la partie postérieure du crâne, et aux tempes.

Le 18, dans le courant de la journée d'hier, il y a eu plusieurs intermittences. A une heure de l'après midi, la céphalalgie était très-vive ; elle cédait à quatre heures. Ce matin, à cinq heures, nouvelle recrudescence de ce symptôme prédominant : toute la tête est prise ; cependant le siège principal de la douleur varie entre la région occipitale et frontale, plus souvent à celle-là qu'à celle-ci. Mais le malade est moins auattu, et il répond volontiers aux questions qu'on lui adresse. Les ventouses appliquées hier à l'occipital paraissent avoir produit un bon effet. La peau est moite. Un peu de constipation. Lavement huileux ; 2 décigrammes d'opium. Le 19, mieux bien prononcé ; plus de céphalalgie, ni de douleur à la nuque. Le pouls est à l'état normal. Le faciès est ouvert. Le malade est gai et plaisante en souriant ; ce sourire produit, sur son visage que la maladie a ravagé, un effet singulier. Quelques cuillerées de riz au lait. Un décigramme d'opium. A midi, la céphalalgie a reparu très-violente. On pratique le soir une saignée de 400 grammes qui produit un bon effet. La couenne de la saignée est très mince ; le sang a un aspect rosé. Le 20, aucune douleur. La parole est facile ; le malade cause volontiers avec ses voisins. Pouls à 78. Le 21, même état ; cependant un peu d'abattement. Comme il n'y a pas eu de selles depuis quelques jours, on prescrit deux gouttes d'huile de croton-tiglium.

Le 22, hier soir, vers trois heures, le malade a été pris d'une céphalalgie aussi forte que celle des premiers jours ; il ne cesse de se plaindre. La nuit a été très-mauvaise, avec délire et cauchemars. Les pilules d'huile de croton-tiglium, ont déterminé de nombreuses selles, dont le produit est presque tout entier un liquide jaunâtre. La langue a repris son enduit jaune sale. Les voisins du malade m'apprennent que, pour avoir à manger, il a soin, dans les intermissions, de la maintenir bien nette, en la grattant avec un couteau. Le pouls donne 119 pulsations ; l'intelligence est un peu obtuse. Il est à remarquer que les exacerbations reviennent à peu près aux mêmes heures, mais à des jours différents : c'est ordinairement vers quatre heures du soir. Le malade a un tel dégoût pour la solution de sulfate de quinine, qu'il refuse absolument de la prendre. Infusion de tilleul ; extrait gommeux d'opium, 0,4 ; un gramme de sulfate de quinine en pilules. Le 23, céphalalgie à la même heure. Toute la nuit le malade n'a fait que se plaindre, et a empêché ses voisins de dormir. Le 24; le mal de tête a cédé hier soir à 6 heures Depuis ce moment, le malade est toujours un peu abattu, mais ne se plaint d'aucune douleur. Le pouls est à 85; la langue est très-nette, le malade a dû la décrasser. On lui donne une panade. Le 25, le mieux continue, on accorde une soupe. La céphalalgie reparaît à l'heure ordinaire, à quatre heures. Depuis lors, le malade est dans une grande agitation ; toute la nuit se passe en plaintes continuelles.

Le 26 : le pouls est fréquent et dur, 99. La peau est chaude et très-sèche. On remarque un changement dans l'état du malade, qui ordinairement est toujours fort abattu ; il est au contraire ce matin dans une grande excitation fiévreuse. La fièvre va en augmentant tout le jour, et toute la nuit se passe dans le délire et les plaintes. Le 27, le malade est pris par moments de frissons qui lui parcourent tout le corps et font claquer ses dents ; la peau est chaude et sèche; les mouvements de torsion de la tête sont revenus difficiles et douloureux ; constipation. Cinq décigrammes d'opium; deux gouttes d'huile de croton-tiglium; 15 sangsues sur le front. Le 28 : la céphalalgie est bien moins vive ce matin : elle a cédé depuis hier à 5 heures de l'après-midi. Cependant le malade est affaissé; il pousse des gémissements, le pouls est dur et un peu fréquent, 92 ; la langue est blanche, sans enduit; la peau est bonne ; le malade a eu hier deux selles liquides. Six décigrammes d'opium, un vermicel.

Le 1er mars, la céphalalgie est moins vive, mais elle est persistante. Quatre décigrammes d'opium ; une soupe. A cinq heures, exacerbations; plaintes pendant la nuit. Le 2, grand abattement; pouls à 104; peau chaude et humide. Diète, même traitement. L'accès arrive peu de temps après la visite; vers midi, le calme reparaît. Le 3, le mieux est apparent. Huit décigrammes de sulfate de quinine et six décigrammes d'opium. Le 4, le mieux n'a pas persisté : la douleur de tête est très-vive ce matin ; l'abattement est aussi grand qu'avant hier ; par moment, un peu d'agitation; plaintes pendant la nuit Six décigrammes d'opium ; trois gouttes d'huile de croton. Le 5, même état. Le 6, la céphalalgie est moins vive, le visage meilleur. Quatre décigrammes d'opium. Le 7, amélioration notable ; pouls à 77. Soupe ; trois décigrammes d'opium. Le 8, la douleur s'est montrée un peu plus vive dans la soirée d'hier : la nuit a été moins calme ; cependant, en général, le mieux se soutient. Vers le milieu du jour, céphalalgie atroce ; agitation ; vomissements de matières verdâtres. Le 9, état comateux; pouls petit et filiforme. 67 pulsations ; langue blanche; épigastre un peu douloureux; peau sèche; œil terne; nouveaux vomissements dans la journée; délire sombre. Infusion de tilleul; extrait d'opium, 0,6 ; sulfate de quinine, un gramme ; trois gouttes de croton-tiglium. Le 10, les mêmes symptômes existent, mais avec moins d'intensité ; le mal de tête est plus supportable. Le malade a refusé de prendre du sulfate de quinine. Quatre décigrammes d'opium ; 15 décigrammes de sulfate de quinine en lavement ; une ventouse scarifiée à l'épigastre.

Le 11, la tête est bien moins douloureuse. Il n'y a plus de traces de coma, mais seulement un peu d'abattement. Le pouls a conservé sa petitesse ; la peau est sèche. On donne une bouillie ; 4 décigrammes d'opium ; 2 grammes de sulfate de quinine en lavement. Le 12, la céphalalgie est tout à-fait calmée. Le malade se dit très-bien. Le faciès est bon, le regard aussi. Les vomissements n'ont point reparu depuis deux jours. Le malade demande avec instance des aliments. Deux décigrammes d'opium seulement; un gramme de sulfate de quinine en lavement; une soupe. Le 13, le mieux se consolide. Le 14, la convalescence paraît établie ; on cesse toute médication. Le malade tourmente sans cesse pour avoir à manger. Le 15, il mange le quart. Ce malade est entré inopinément en convalescence au moment où l'on pouvait craindre pour lui une mort prochaine. Cette convalescence ne s'est plus démentie. Sante-Luca est resté encore une douzaine de jours à l'hôpital, mangeant la demie, les trois quarts, se promenant dans les cours, et en est sorti le 26 mars, parfaitement guéri, et ayant déjà repris une partie de son embonpoint. Deux jours après, nous l'avons revu dans nos salles; il venait d'aider à apporter sur un brancard un de ses camarades, atteint de la même affection qui avait failli lui coûter la vie.

J'ai rapporté, dit M. Lagrave, cette observation avec détail : d'abord, parce que c'est un de nos cas les plus graves; ensuite, parce que, bien que l'intermittence soit un des caractères assez saillants de la maladie pour que des médecins aient cru pouvoir considérer la méningite cérébro-spinale comme une fièvre pernicieuse, je ne connais pas d'observations où l'on retrouve les phénomènes de rémission et d'intermission aussi prononcés et se prolongeant aussi longtemps. Chez deux autres malades, qui ont guéri également, un Maltais nommé Cassac, et un Sarde nommé Picciao, ces phénomènes se sont reproduits d'une manière identique.

Nous terminerons ce chapitre par une observation destinée à donner une idée de la forme purpura.

VIIIe OBSERV. — Salleberg, fusilier au 43e de ligne, 34 ans, tempérament sanguin, constitution vigoureuse, entre à l'hôpital de Philippeville le 13 février. Il revient de France, où, depuis quatre mois, il est sous l'influence d'une fièvre intermittente. Le 11, dans la matinée, un accès plus fort que les précédents s'est déclaré au moment où il quittait le bateau à vapeur. A son entrée à l'hôpital, il ne se plaint que de la fièvre ; cependant, il a la face beaucoup plus rouge que les fébricitants ordinaires. Examiné à la visite du soir, on découvre que la rougeur de la face s'étend à toute la surface du corps ; elle est extrêmement vive, et comme érysipélateuse. Des ecchymoses très-rapprochées, les unes brunâtres, les autres plus rouges, mais d'un rouge violet, se montrent çà et là sur le tronc et sur les membres; on les rencontre principalement depuis l'ombilic jusqu'à la partie supérieure des jambes. De l'ombilic à la partie moyenne des cuisses, elles sont plus nombreuses, et affectent une disposition particulière: elles sont comme rayonnées, et convergent vers le pubis. Ces ecchymoses, de forme irrégulière, et dont la grandeur varie depuis le diamètre d'un grain de millet jusqu'à celui d'une pièce de 5 francs, se détachent avec tant de netteté du fond rouge vif de la peau, qu'à l'œil elles paraissent saillantes. La langue est couverte d'un enduit blanchâtre fort épais; les gencives sont blanches et garnies de plaques nacrées autour du collet des dents; la soif est vive. Un peu de sensibilité à l'épigastre. La face, quoique rouge, n'est point tuméfiée. Les yeux sont injectés et supportent difficilement la lumière; les pupilles sont un peu contractées, les paupières habituellement baissées. Le pouls est fort, plein, fréquent, et donne 125 pulsations. La céphalalgie est intense. Le malade accuse en outre une vive douleur dans toute la longueur du rachis; elle commence au niveau des lignes courbes de l'occipital, et a son siège principal un peu au-dessus de la nuque. L'intelligence est nette, mais il y a une légère tendance à l'assoupissement. Eau gommeuse; sulfate de quinine, un gramme; une ventouse scarifiée à l'épigastre. On pratique une saignée de 500 grammes à quatre heures du soir, et une autre à huit heures. Le sang de la première fournit une couenne très-épaisse; celui de la seconde n'en offre qu'une légère. Le 14, la nuit a été très-agitée. Une douleur sourde, gravative, siège dans toute la région sus-ombilicale, et gêne le malade pendant les mouvements d'inspiration. Ce matin, le malade a fait de grands efforts de vomissements; il a même rendu quelques gorgées de liquide; il demande à vomir. La langue a toujours un enduit

7

fort épais, mais d'un aspect plus sale qu'hier ; les gencives sont dans le même état. La douleur de la tête et du rachis paraît un peu moins vive. Le pouls est moins fort. Les ecchymoses ont le même aspect qu'hier, mais elles paraissent plus nombreuses sur les membres supérieurs. Le bandage de la saignée ayant été trop serré, l'avant-bras droit est très-enflé et noirâtre, les éminences thénar et hypothénar sont d'un noir charbonneux. Les muqueuses semblent participer à cet état de congestion de la périphérie. La conjonctive est ecchymosée dans tout son pourtour. L'aspect rouge de la peau est toujours le même. Une nouvelle saignée; sulfate de quinine, un gramme; solution éméto-cathartique. Le malade, que le vomissement semblait avoir soulagé, va beaucoup plus mal à la visite du soir. Il est pris d'un délire sombre qui alterne avec le coma. On prescrit une potion avec un gramme de sulfate de quinine et trois décigrammes d'extrait gommeux d'opium. A sept heures, le malade est dans le collapsus; les fonctions respiratoires ne s'exercent plus que par saccades ; à neuf heures, mort.

Antopsie. — La boîte osseuse du crâne enlevée, la dure-mère présente une teinte noire dans toute son étendue ; au-dessous d'elle, l'aspect du cerveau est lie de vin ; les deux feuillets de l'arachnoïde participent à cette coloration. Entre cette membrane et la pie-mère, on voit une matière rougeâtre, molle, presque liquide en quelques endroits, qui dissèque les circonvolutions cérébrales, et qui contient des bulles de gaz que l'on déplace à volonté. Les ventricules latéraux contiennent une sérosité sanguinolente. Les corps striés sont parsemés d'ecchymoses, et présentent à leur surface des vaisseaux très-dilatés, dont quelques-uns ont une demi-ligne de diamètre. La consistance du cerveau et du cervelet est normale. Les membranes rachidiennes sont d'une couleur lie de vin. La moelle est très-ramollie à sa partie supérieure, où elle tombe presque en bouillie;

l'extrémité supérieure de la queue de cheval offre le même état. Dans son milieu, elle est plus consistante. Les vaisseaux qui la recouvrent sont extrêmement dilatés. Entre l'arachnoïde et la pie-mère rachidiennes, on rencontre la même matière molle, rougeâtre, semi-liquide, qui contourne les circonvolutions cérébrales. L'aspect de la muqueuse stomacale est d'un rose vif; on y voit çà et là des points ecchymosiques très-marqués. La partie supérieure de l'intestin grêle présente la même coloration, et en outre des places d'un rouge plus vif. On n'y rencontre ni plaques, ni ulcérations. La partie inférieure et la valvule iléo-cœcale sont à l'état normal. Les poumons, d'un rouge noir, sont gorgés de sang. La membrane interne du cœur est d'une couleur très-foncée; l'aorte et les gros vaisseaux sont aussi vivement colorés.

MARCHE, DURÉE, TERMINAISON, CRISES.

La maladie présente fréquemment des exacerbations et des rémissions plus ou moins périodiques, portant spécialement sur les phénomènes nerveux, et n'intéressant que très-peu la circulation. Les exacerbations coïncident ordinairement avec le soir. L'intermission affecte parfois une telle régularité, qu'elle a fait soupçonner l'existence d'une fièvre pernicieuse, hypothèse contre laquelle proteste à peu près constamment l'insuccès du sulfate de quinine. D'autre part, la maladie est essentiellement insidieuse. Au milieu de la convalescence la plus franche, et sans la moindre cause appréciable, on voit surgir des recrudescences contre lesquelles le praticien ne saurait trop se tenir en garde. Disons, toutefois, que la continuation de l'administration de l'opium, pendant toute la durée de la convalescence, nous a paru rendre beaucoup plus rares les recrudescences dont il s'agit.

Voici quelle a été, à Strasbourg, la durée des cas

de méningite, distingués en cas heureux et mortels (1);
mais rappelons qu'ici encore il s'agit de la durée
de la maladie traitée par les saignées générales et
locales.

Durée des cas mortels.

	Hosp mil.	Hosp. civ.	En ville.	Ensemble.
Minimum	20 heures.	2 jours.	9 heures.	9 heures.
Maximum	06 jours.	83 jours.	102 jours.	102 jours.
Moyenne	15 jours.	15 jours.	16 jours.	15 j. 1/2.

Durée des cas heureux.

	Hosp mil.	Hosp. civ.	En ville.	Ensemble.
Minimum	6 jours.	7 jours.	5 jours	9 heures.
Maximum	109 jours.	60 jours.	90 jours.	109 jours.
Moyenne	27 jours.	27 jours.	22 jours.	25 jours.

Durée générale.

	Hosp mil.	Hosp. civ.	En ville.	Ensemble.
Minimum	20 heures.	2 jours.	9 heures.	9 heures.
Maximum	109 jours.	83 jours.	102 jours.	109 jours.
Moyenne	21 jours.	18 j. 1/2.	21 jours.	20 jours.

Voici la proportion des cas rapides et la durée
moyenne de tous les cas mortels de Strasbourg, pendant chacun des mois :

	Proportion des cas fou-droyants sur 100.	Nombre moyen de jours pour tous les cas mortels.
Novembre.................	66,66	3 jours.
Décembre.................	50,00	15,31
Janvier..................	43,91	15,26
Février..................	51,51	10,41
Mars....................	33,33	13,99
Avril...................	50,00	16,10
Mai.....................	40,00	11,60
Juin....................	100,00	2,33

Ainsi, c'est en mars que les cas foudroyants se sont
montrés le moins fréquents; c'est en juin qu'ils ont
atteint leur maximum.

La méningite peut se terminer par la guérison,
par la mort ou par d'autres maladies. Parmi ces der-

---

(1) M. Tourdes.

nières, les auteurs signalent la paralysie, l'amaurose, la surdité.

Existe-t-il des phénomènes dont l'apparition puisse être considérée comme critique dans la méningite ? Aucun de ceux qui ont été signalés par les auteurs ne nous a paru avoir cette valeur. Pour notre compte, nous ne connaissons rien de plus favorable à une issue heureuse que la diminution de la tolérance des malades pour l'opium, en d'autres termes leur tendance à s'endormir sous l'influence de faibles doses. Nous devons ajouter toutefois qu'à plusieurs reprises nous avons vu la manifestation d'un érysipèle de la face précéder la convalescence, et que nous avons eu à nous féliciter de nous être abstenu de toute indication capable d'en contrarier la marche.

DIAGNOSTIC.

On comprend de quelle importance il est de reconnaître promptement l'existence d'une affection capable, dit-on, de produire un épanchement purulent dans les cavités crânienne et rachidienne en moins de vingt-quatre heures. S'il est vrai que le diagnostic en soit facile dans la grande majorité des circonstances, il est aussi des cas, spécialement en dehors des époques dites épidémiques, dont le diagnostic met la sagacité du médecin à une rude épreuve. Lorsque le règne actuel de la méningite ne vient pas éclairer le diagnostic de certaines formes insidieuses, nous nous sommes souvent bien trouvé, pour des cas isolés, d'interroger le bouton du régiment et le séjour antérieur de ce dernier, tout comme nous consultons ces mêmes données lorsque nous avons lieu de soupçonner une fièvre pernicieuse chez des individus rentrés d'Afrique. Pour les malades civils, le médecin fera bien de s'assurer si la méningite a régné dans la maison, dans la famille. La saison pourra également contribuer à éclairer le diagnostic. Les maladies avec lesquelles la méningite dite épidémique pourrait être confondue sont : la méningite proprement dite , la fièvre typhoïde, la fièvre pernicieuse. Voyons comment il sera possible de fixer le diagnostic.

Dans la méningite inflammatoire, l'intelligence n'est presque jamais intacte, et la rencontre de phénomènes spinaux constitue une rare exception ; les pétéchies, les parotides, les vomissements de matière verte, les lombrics manquent. Les causes en sont plus ou moins appréciables, et, parmi elles, l'insolation joue un rôle important. Les cas multiples sont rares, et cette maladie n'a pas, que nous sachions, atteint jusqu'ici plusieurs individus dans la même maison. Enfin, la saignée, disent MM. Martinet et Parent-Duchatelet, est sans contredit le moyen le plus puissant et sur lequel il faut principalement compter dans le traitement de l'arachnitis. M. Golfin assure avoir réussi à guérir trois cas de méningite inflammatoire sur cinq par les frictions mercurielles. On verra plus loin que la valeur de ces deux moyens thérapeutiques est très-faible dans le traitement de la maladie que nous étudions.

Dans la fièvre typhoïde, invasion moins brusque, céphalalgie moins violente, jamais atroce ; pas de rachialgie ni de phénomènes tétaniques , marche moins exacerbante, moins rapide. Pouls accéléré ; phénomènes abdominaux prédominants. L'opium aggrave et ne serait pas toléré à forte dose.

Quant à la fièvre pernicieuse, elle se lie ordinairement, soit directement, soit par le séjour antérieur, aux localités marécageuses. L'intermittence est à la fois plus constante et plus complète. Elle cède souvent à la quinine et résiste à l'opium.

Nous n'avons pas compris la myélite au nombre des maladies susceptibles d'être confondues avec la méningite cérébro-spinale, attendu qu'elle ne s'accompagne pas de phénomènes cérébraux. Cependant, nous croyons devoir rappeler ici très-succinctement les symptômes de l'inflammation des diverses portions de la moëlle, afin de faire mieux ressortir les points de contact qu'elle offre avec la maladie que nous étudions.

Myélite du bulbe céphalique (1). Quand la portion supérieure ou crânienne de la moelle est le siège de l'inflammation, il y a souvent trouble des sens, délire furieux, trismus, grincement des dents ; la langue est rouge, sèche, la déglutition difficile, la parole impossible ; les mouvements de la respiration sont pressés, tumultueux, des vomissements surviennent,. etc. ; on a vu quelquefois des symptômes d'hydrophobie. A ces phénomènes succède une hémiplégie plus ou moins subite, suivie d'une paralysie générale, ou bien une hémiplégie seule, suivant que le ramollissement occupe un seul faisceau ou les deux faisceaux antérieurs de la moelle. Dans ce dernier cas, la paralysie du mouvement et de la sensibilité atteint quelquefois simultanément les quatre membres. Il peut y avoir des contractures des membres, des phénomènes convulsifs, de la dyspnée, de l'irrégularité dans les mouvements du cœur.

Myélite de la portion cervicale. Ces symptômes peuvent exister aussi lorsque la myélite réside dans la partie cervicale, et l'on remarque assez souvent alors une douleur vive à la nuque et dans la partie postérieure du cou, une rigidité prononcée dans les muscles de cette région, de même que dans les membres supérieurs ; la respiration est ordinairement très-pénible, diaphragmatique. La myélite aiguë, qui occupe cette région, peut être précédée d'un sentiment de gêne dans la déglutition et des autres symptômes d'une angine plus ou moins intense. Ces phénomènes persistent quelques jours avec accélération et dureté du pouls, et il survient ensuite des fourmillements dans les doigts de l'une ou de l'autre main,

---

(1) Olliviers d'Angers, Traité des maladies de la moelle épinière. Paris, 1837, p. 448.

auxquels succède plus tard la paralysie des membres supérieurs sans celle des inférieurs, ce qui est rare, mais le plus ordinairement celle des uns et des autres. La dyspnée s'accroît considérablement, et le malade succombe. Suivant M. Desportes, quelques torticolis doivent être rapportés à l'inflammation de cette partie de la moelle, et cette phlegmasie donne lieu en même temps à une douleur singulière, insupportable, à la région occipitale, avec oppression ou gêne de la respiration, impossibilité de supporter la tête dans une place ou dans une autre, quoiqu'au toucher les muscles du cou soient à peine sensibles.

Myélite de la région dorsale. Dans la plupart des cas où l'inflammation du tissu nerveux se développe dans la portion dorsale, entre les deux renflements, on a observé des secousses convulsives et continues du tronc; une agitation générale à laquelle succède une résolution plus ou moins complète. La respiration est courte, précipitée, et s'effectue en totalité par l'action des muscles respirateurs externes. Il y a un état fébrile général, ainsi que des palpitations et des battements de cœur irréguliers, quelquefois assez forts pour faire croire à l'existence d'un anévrysme.

Myélite de la portion lombaire. Quand la partie inférieure de la portion dorsale et la portion lombaire, ou bien le renflement crural de la moelle sont le siège de l'inflammation, on observe plus particulièrement alors la paralysie des membres inférieurs, l'écoulement involontaire ou la rétention des matières fécales et de l'urine, une douleur profonde bornée à la région des lombes. Le malade éprouve quelquefois des coliques vives, des contractions convulsives des parois de l'abdomen, la sensation d'un resserrement pénible dans cette région. Quelquefois les effets d'un ramollissement aigu de la portion dorso-lombaire de la moelle épinière peuvent se propager de bas en haut, au-delà du siège de l'altération. C'est ainsi que dans un cas rapporté par M. Calmeil, les membres supérieurs et le haut du tronc furent agités de secousses convulsives, et que l'asphyxie de plus en plus imminente, ainsi que le trouble de la circulation et la mort rapide du malade, en ont été la conséquence. Quant aux fonctions de l'intestin et de la vessie, Ollivier dit avoir vu plusieurs paraplégies traitées dès leur début par des émissions sanguines locales et générales, et suivies de guérison, dans lesquelles la paralysie du rectum, et surtout de la vessie, avait disparu en quelques jours, tandis que l'engourdissement des membres inférieurs avait persisté au même degré, et n'avait diminué d'intensité qu'après un temps plus ou moins long. Cette portion de la moelle épinière exerce une influence manifeste sur l'utérus ; aussi voit-on l'afflux périodique du sang accompagné de douleurs lombaires qui se dissipent après la cessation des règles. D'un autre côté, la menstruation peut s'établir malgré l'existence d'une paraplégie complète. Enfin on a vu des accès d'épilepsie chez des sujets qui offrirent, à la mort, un ramollissement pultacé de cette partie de la moelle.

ANATOMIE PATHOLOGIQUE.

Plusieurs traits nous semblent dominer la question anatomo-pathologique de la maladie que nous étudions. Ce sont : 1° l'absence possible de toute lésion anatomique appréciable ; 2° la dissémination des lésions sur l'ensemble du système séreux ; 3° la rencontre de lésions anatomiques là où aucun signe ne les avait fait soupçonner pendant la vie ; 4° enfin la tendance de la maladie à produire. Sous ces divers rapports, cette affection offre une analogie incontestable avec la fièvre puerpérale.

Tel est le caractère négatif de certaines nécropsies, que M. Forget se demande : « Serait-ce que l'état congestionnel de l'encéphale se serait dissipé en grande partie après la mort ? Quoi qu'il en soit, force nous est d'accepter les faits, quel que soit leur caractère exceptionnel et rebelle à la théorie » (page 30). M. Tourdes est plus explicite : « Dans trois cas où la mort a eu lieu quinze, vingt-quatre et trente-six heures après l'invasion , je n'ai découvert , dit ce médecin , aucune trace d'exsudation purulente , bien que l'observation pendant la vie n'eût laissé aucun doute sur la nature de l'affection. Une seule fois la pie-mère était vivement injectée ; on remarquait chez les trois sujets une grande sécheresse des membranes. Comme dans beaucoup d'autres épidémies, les malades pouvaient succomber avant le développement de lésions appréciables. L'observation suivante donnera la preuve de cette *absence d'altération matérielle.* »

IXe OBSERV. — « Bouillan, 18 ans, robuste, ouvrier à l'arsenal, se rend à son travail le 26 mars 1841, à cinq heures du matin ; vers neuf heures, il éprouve du malaise et des nausées ; à onze heures et demie, il revient chez lui, traversant toute la ville à pied ; il se met à table à une heure, et prend quelques aliments ; à deux heures, frissons, céphalalgie violente, vomissements ; à trois heures, douleur et roideur à la nuque ; à six heures du soir, aggravation de tous les accidents, roideur des membres, perte de connaissance ; à sept heures, coma, mouvements convulsifs, pouls petit et serré (saignées de 450 grammes, sang non couenneux, 20 sangsues aux tempes, sinapismes) ; à neuf heures, face pâle, pupilles dilatées, insensibles à la lumière, décubitus sur le dos, *tête roide et renversée en arrière,* quelques mouvements des mains et de la tête, coma absolu, cependant traces de sensibilité par l'action des sinapismes, plaintes inarticulées, chaleur naturelle, pouls à 84, dur, vibrant, déglutition difficile, une selle involontaire (potion avec tartre stibié 0, 50, sangsues permanentes au front, 30 ventouses scarifiées sur le rachis, sinapismes) ; même état jusqu'à onze heures, coma, affaiblissement, immobilité, gêne de la respiration. Mort à minuit trois quarts, quinze heures après l'apparition des prodrômes, neuf heures après que le malade s'est alité, six heures après la perte de connaissance.

« *Autopsie* faite en présence de **MM.** Villemin, Marchal et Ruef, trente-deux heures après la mort. Aucune trace de pus à la surface du cerveau et de la moelle, opacité douteuse le long du trajet de quelques grosses veines, pie-mère non injectée, arachnoïde saine, très-faible quantité de sérosité limpide sous l'arachnoïde et dans les ventricules, consistance et coloration normales du tissu de la moelle, du cervelet, du cerveau; tube digestif sain dans toute son étendue, écume abondante dans la trachée, poumons rougeâtres, caillots décolorés dans le cœur. »

Nous avons nous-même constaté deux cas dans lesquels les investigations les plus minutieuses ne purent faire découvrir aucune lésion anatomique chez des individus qui avaient succombé après avoir offert tous les symptômes de la méningite cérébro-spinale la mieux caractérisée. D'autres médecins militaires ont rencontré des cas semblables, rappelant ce que Kortum a appelé, le premier, des *apoplexies nerveuses.* Abercrombie a cité des faits analogues sous le nom de *apoplexies simples* (1). Enfin, dans ces derniers temps, MM. Grisolle (2), Valleix (3) et Sandras (4) ont rapporté des faits du même genre, observés par eux-mêmes. Ces observations récentes donnent un grand poids à celles des auteurs qui ont décrit l'anatomie pathologique du typhus des dernières années de l'Empire. Ainsi, on lit dans Jos. Frank : « Très-souvent, on ne rencontre aucune des observa-

---

(1) *Recherches philosophiques sur les maladies de l'encéphale,* Traduction française, p. 291. Paris, 1835.
(2) *Presse médicale,* 1837.
(3) *Guide du méd. prat.* 2ᵉ édition. T. ıv, p. 500.
(4) *Traité prat. des malad. nerveuses.* Paris, 1851.

tions qui puisse expliquer la mort ; c'est aussi là l'o-
pinion de Burserius, Horn, Hufeland, et de plusieurs
autres auteurs. » (J. Frank, p. 414.) L'*apoplexie nerveuse* est le genre de mort le plus fréquent du typhus
(p. 161). A l'ouverture des cadavres, on ne trouve
rien qui décèle aux sens les causes de la mort (Hildenbrand, *Typhus contagieux*, traduction française,
p. 162). J'ai vu, dit Horn, des malades mourir d'*a-
poplexie nerveuse;* les cadavres n'offraient alors aucune trace appréciable de lésion anatomique (Horn,
Archiv für prakt. Medizin. Berlin, 1810, juillet et août).
Dans quelques cas on ne trouvait aucune altération
dans l'organisme, et, chose digne de remarque, chez
des individus qui, dans le cours de la maladie, avaient
présenté des symptômes d'inflammation prononcée
des organes abdominaux, on ne trouvait aucune
trace d'inflammation à l'autopsie (Kerckhove, *Hist.
des maladies observées à la grande armée*, Anvers,
1836).

Système séreux. — Des épanchements tantôt puriformes, tantôt simplement séreux, ont été constatés
dans la plèvre, dans le péricarde, dans les synoviales
articulaires. Depuis que nous avons appelé l'atten -
tion sur la tunique vaginale, quelques médecins y
ont constaté des épanchements de même nature.
M. Grellois, en particulier, que nous avions prié
d'examiner ce point d'anatomie pathologique, dès
la première apparition de la maladie à Toulon, en
cite plusieurs exemples. MM. Schilizzi et Forget signalent des épanchements puriformes dans la plèvre
gauche, sans signe de pleurésie pendant la vie.
MM. Faure, Tourdes et Grellois constatent des épanchements puriformes dans le péricarde, qu'aucun
signe de la maladie n'avait révélés. M. Vaillant cite
deux fois sur neuf autopsies une péricardite purulente avec pétéchies, sans produits concrets. Dans
le même temps, trois autres malades meurent de
péricardite. Deux fois sur neuf il se trouve du pus
dans les articulations. Jamais il n'y avait eu, com-

parativement, un aussi grand nombre de cas de rhumatisme aigu (1). MM. Lefèvre, Vaillant, Maillot, Judas (2), Lévy, Laveran, Grellois, ont constaté la présence de pus dans les synoviales articulaires. A Orléans, M. Corbin signale ce fait 4 fois sur treize autopsies. Les articulations dans lesquelles il a été rencontré du pus le plus fréquemment, sont les articulations tibio-tarsiennes, femoro-tibiales, radio-carpiennes, huméro-cubitales, et scapulo-humérales.

Quant à l'exsudation jaunâtre, elle a présenté à M. Tourdes tous les caractères physiques du pus ; traitée par la potasse ou l'ammoniaque, elle s'est comportée comme ce liquide. Les observations microscopiques répétées à plusieurs reprises avec des grossissements de 250 à 500 diamètres, ont fourni les résultats suivants : globules réguliers, non complètement sphériques, un peu oblongs et aplatis, à surface lisse ou un peu rugueuse, égaux en volume, à bords nets ou légèrement entamés, les uns isolés, les autres agglomérés en petites masses d'une teinte grisâtre, mesurant sur le micromètre un centième ou un cent-vingtième de millimètre ; corpuscules amorphes, irréguliers, isolés ou réunis en chapelet, dépassant cinq à six fois le volume des premiers globules, et ordinairement moins nombreux qu'eux. Une goutte d'ammoniaque faisait promptement disparaître tous ces corps. Les mêmes phénomènes ont été observés à plusieurs reprises sur de la matière purulente de divers points des centres nerveux. Les globules du sang étaient plus petits, plus ronds, plus réguliers, plus foncés que ceux du pus : une goutte de sérum étant mêlée au pus, on a facilement distingué les globules des deux espèces. La matière d'un chancre et d'une parotide ancienne of-

***

(1) M. Vaillant, rapport trimestriel sur le service médical de l'hôpital de Strasbourg, année 1848.

(2) Rapport sur la méningite observée à Cambrai, par M. Judas, chirurgien-major au 8ᵉ de cuirassiers.

fraient des globules plus petits que ceux de la méningite.

Organes encéphaliques. — Dure-mère ordinairement à l'état normal ; sinus souvent gorgés de sang ; feuillet pariétal de l'arachnoïde exempt de lésions ; feuillet viscéral sec, blanchâtre ou opaque, reposant souvent sur un épanchement purulent. La pie-mère est le siège le plus constant de l'altération ; on la trouve recouverte d'un liquide jaunâtre, diffluent, purulent ou pseudo-membraneux. Ce pus *sous-arachnoïdien* se présente par plaques ou par couches plus ou moins étendues ; quelquefois il forme au cerveau une véritable calotte, ou une gaîne à la moelle. Il se rencontre plus spécialement à la base du cerveau, à la queue de cheval de la moelle, ou à la face postérieure de cette dernière, soit que cette localisation élective résulte de la nature de la maladie, soit qu'elle découle des lois physiques de la déclivité ; la portion cervicale est rarement le siège de la lésion. En opposition avec ce qu'on observe dans les affections des autres séreuses, l'exsudation purulente s'effectue ici en dehors de la cavité arachnoïdienne. Le parenchyme cérébro-spinal est souvent exempt de toute lésion ; dans quelques cas, il offre de l'injection et du ramollissement. Nous avons trouvé, à diverses reprises, la substance de la moelle presque détruite dans une partie de son étendue. Nous devons noter que des séries entières ont offert, à Avignon et à Orléans, une lésion prononcée du parenchyme rachidien. Enfin, il est très digne de remarque que la lésion de la moelle, en ce qui concerne son siège, ne correspond pas toujours au siège de la douleur pendant la vie.

A Strasbourg, il est un certain nombre de cas où la maladie, quoique ayant une longue durée, est restée exclusivement cérébrale. Aucune trace de fausse membrane n'existait sur le cordon rachidien, et les symptômes étaient en rapport avec les caractères anatomiques.

A Philippeville (1), les altérations pathologiques pouvaient se diviser en celles qui étaient communes à tous les cas, et celles qui étaient particulières à quelques uns. Ainsi, constamment, on trouvait les sinus de la dure-mère gorgés de sang noir, les veines du cerveau et du rachis fortement distendues. Jamais M. Lagrave n'a rencontré de liquide dans la grande cavité de l'arachnoïde, qui offrait souvent, au contraire, un état de sécheresse remarquable. Les glandes de Pacchioni ne lui ont pas paru plus développées que de coutume. La pie-mère a toujours été le siège d'une vive injection : sa coloration variait depuis le rose vif jusqu'au rouge lie de vin ; quelquefois, cependant, elle a présenté une coloration d'un rose pâle, mais c'est qu'elle était alors comme lavée par le liquide qui la baignait : son épaisseur était augmentée. Le cerveau était ordinairement de consistance normale ; il n'en était pas de même de la moelle épinière, qui, le *plus souvent*, était ramollie. Le centre ovale de Vieussens présentait presque toujours un pointillé remarquable. Les ventricules étaient le plus souvent distendus par la sérosité, et les plexus choroïdes décolorés. Les altérations particulières se sont présentées à M. Lagrave sous trois principaux aspects.

A. A l'ouverture du crâne, on trouvait les traces de la congestion la plus violente ; la calotte osseuse elle-même avait une teinte bleuâtre et versait le sang par tous ses orifices ; le sang des sinus était épaissi et avait parfois la consistance de gelée. Après avoir incisé la dure-mère, le cerveau apparaissait vivement coloré, et présentait çà et là, surtout vers les parties latérales et à la base, des marbrures d'un rouge vif, et disposées par plaques, comme si on les avait faites avec un pinceau ; ses vaisseaux, très-dilatés, étaient surtout gorgés à la

---

(1) Rapport de M. Lagrave.

base; l'arachnoïde était transparente, et laissait voir les réseaux de la pie-mère violemment injectés Une fois, dans ce cas, **M.** Lagrave a trouvé, en incisant la substance cérébrale, une multitude de petits foyers ecchymosiques. Les ventricules contenaient peu de sérosité, et les plexus étaient d'un rouge vif. La consistance de la moelle était normale; elle était entourée d'un réseau vasculaire d'une injection admirable, dont les principaux troncs pouvaient facilement être disséqués et suivis assez loin ; ses enveloppes étaient d'un rose foncé.

B. L'aspect du cerveau était d'un blanc nacré, sur lequel se détachait d'une manière tranchée l'injection noire des vaisseaux. L'arachnoïde paraissait soulevée par un liquide qui existait entre cette membrane et la pie-mère ; cet isolement des deux membranes était plus sensible vis-à-vis des enfoncements cérébraux. Ce liquide, tantôt clair et limpide, tantôt trouble et floconneux, donnait par fois plus ou moins de transparence, des teintes différentes à l'arachnoïde, dont la plus ordinaire était opaline et quelquefois laiteuse. Deux fois, j'ai trouvé dans ce liquide des bulles de gaz, qu'on déplaçait en promenant sur l'arachnoïde le dos de la lame d'un scalpel. La pie-mère, épaissie et comme ramollie, se détachait avec facilité de la surface du cerveau et du fond des anfractuosités ; elle était imprégnée de liquide qu'on faisait suinter en la comprimant entre les doigts. La sérosité était abondante dans les ventricules ; là, on la rencontrait toujours louche, quelquefois verdâtre, et souvent floconneuse; les ventricules latéraux étaient très-dilatés, quelquefois l'un plus que l'autre. Mais c'est dans le canal rachidien qu'on trouvait le plus de liquide, et il s'en écoulait toujours une plus grande quantité au moment où l'on divisait la moelle allongée. En incisant les membranes, on voyait sur la surface de la moelle épinière, soit par places, soit dans toute sa longueur, une gelée molle, tremblotante, plus ou moins transparente, analogue aux flocons qui surnageaient dans le liquide ; cette matière était surtout plus abondante à la nuque, à la partie moyenne de la région dorsale, et vers les dernières vertèbres lombaires.

C. Ici on ne trouvait plus de liquide, ou plutôt il était organisé, et à sa place on rencontrait des plaques d'une matière d'un blanc jaunâtre, que **M.** Tourdes a comparées, avec beaucoup de vérité, à des couches de beurre étendues à la surface du cerveau. Ces plaques remplissaient les interstices laissés entre elles par les circonvolutions cérébrales ; elles étaient plus fréquentes et plus épaisses vers les fosses temporales, dans la scissure de Sylvius, à la base du cerveau ; dans ce dernier lieu, les pseudo-membranes étaient plus molles, moins résistantes, et se rapprochaient davantage de la gelée tremblante dont il a été question plus haut. Elles recouvraient tout l'espace situé entre la protubérance annulaire, les pédoncules du cerveau, et l'entrecroisement des nerfs optiques, suivaient le trajet des vaisseaux, et, tapissant la surface basilaire, formaient une gaîne à la moelle, qu'elles accompagnaient à travers le trou occipital. Quelquefois le cerveau tout entier disparaissait sous une immense calotte qui le recouvrait complètement. Les ventricules contenaient du liquide, mais en même temps du pus verdâtre plus ou moins abondant.

La moelle vertébrale était recouverte plus ou moins complètement par la matière en question, qui d'ordinaire lui fournissait une gaîne dans toute son étendue. Cette matière, plus ou moins liquide, plus ou moins organisée, était souvent remplacée par du pus véritable, surtout aux endroits précédemment indiqués, à la nuque, au dos et aux lombes, et la queue de cheval était alors noyée dans un pus blanc et crêmeux, qui disséquait ses divisions. Quelquefois la moelle toute entière était recouverte, de l'occipital au sacrum, par du pus d'apparence phlegmoneuse. Au reste, il me paraît que c'est cette matière secrétée qui, séparée du liquide primitif et constituée, comme on l'a dit, par de la fibrine mêlée à du pus, se transforme en pus véritable, dont elle ne serait alors que la transition. Dans un cas d'abondante suppuration, la moelle était, non-seulement ramollie, mais encore réduite en bouillie, détruite, et dans de certains endroits elle manquait complètement.

A Orléans (1), M. Corbin a trouvé, sur treize autopsies, dix fois la moelle ramollie, surtout au-dessous du renflement cervical, par conséquent au niveau de la dernière vertèbre cervicale et des premières dorsales, ou encore au-dessous du renflement lombaire, au niveau des dernières vertèbres dorsales et des premières lombaires, quelquefois dans les deux points à la fois. L'intervalle entre ces deux points, soit le milieu de la moelle dorsale, était généralement sain, souvent même d'une fermeté remarquable, hors dans un cas où, du haut en bas, entre les deux ramollissements principaux, il existait tant de petits foyers partiels, que, un peu plus ou un peu moins, toute la moelle dorsale était pour ainsi dire ramollie. Le canal vertébral ouvert par une coupe large qui n'offensait pas les membranes, la dure-mère incisée à son tour, le cordon rachidien mis à découvert et encore enveloppé de l'arachnoïde, on sentait sous le doigt, dans le point ramolli, une consistance moindre que dans les autres régions, tellement moindre qu'il y avait souvent fluctuation. Quand on incisait l'arachnoïde, la pulpe nerveuse faisait hernie ou même bavait par la moindre ouverture; et quand on agrandissait l'ouverture, qu'on fendait la moelle de haut en bas et d'avant en arrière, la substance s'étalait, au lieu de s'écarter en deux moitiés distinctes. Sous un filet d'eau, elle s'écoulait en putrilage en majeure partie, et ne laissait adhérents aux membranes que des flocons ou des filaments déchiquetés. Cet état existait dans la longueur indiquée ci-dessus, de deux à six et jusqu'à quatorze centimètres, plus ou moins

______

(1) *Gazette médicale.* Juin 1848.

étendu, surtout plus ou moins avancé généralement,
suivant l'ancienneté de la maladie. Au-dessus et au-
dessous, la moelle était saine, et les mêmes épreuves
par le toucher, par l'incision, par un filet d'eau,
étaient sans résultat ; souvent même nous avons
noté la fermeté exceptionnelle des parties contiguës au ramollissement, qui cessait brusquement
à un point donné, et c'est seulement par exception
que quelquefois le ramollissement, dans les parties
voisines, se fondait, par une dégradation insensible,
avec l'état normal. Ces ramollissements étaient généralement blancs, et, quand il y avait de l'injection,
elle était peu prononcée. Ils coïncidaient le plus souvent avec des degrés plus prononcés de la méningite,
dans le point correspondant avec les accumulations,
dans la pie-mère, de pus concret ou de sérosité purulente. On ne saurait toutefois attribuer le ramollissement à l'imbibition ; car, outre que parfois il existait sans épanchement, jamais on n'a trouvé ramolli
le renflement lombaire, baigné, comme on l'a dit,
par une énorme quantité de liquide. Les détails qui
précèdent excluent l'idée d'un ramollissement cada-
vérique, suite de putréfaction. Disons toutefois que
nous ouvrions les cadavres vingt-quatre ou trente
heures, trente-six au plus après la mort, et nous
étions en décembre, janvier, février, mars. Notons
aussi une turgescence, une hypertrophie apparente
de la moelle. Indépendamment des ramollissements
proprement dits, soit étendus, soit en petits foyers
circonscrits dans d'autres parties, quelquefois la
consistance de la moelle a paru notablement diminuée. Quelques jours de plus, quelques heures peut-
être, et il y aurait eu ramollissement. Il y avait aussi
ramollissement à un faible degré, trois fois dans les
couches optiques et les corps striés, plus ou moins
superficiel ou profond, produit peut-être par imbibition ; un épanchement existait en même temps dans
les ventricules : la voûte à trois piliers et les com-
missures, comme toujours en pareil cas, étaient plus

molles et diffluentes. Une fois, un hémisphère, le droit, était ramolli en majeure partie. Le cervelet s'est trouvé plusieurs fois dans le même état. Ces lésions de l'encéphale, peu nombreuses, légères ou douteuses si elles étaient isolées, empruntent ici quelque importance de la concomitance des lésions identiques dans la moelle épinière.

A Paris, M. Lévy signale, sur 44 autopsies, 15 fois réplétion des vaisseaux, injection de la pie-mère, extravasations sanguines sous-arachnoïdiennes; 9 fois, état sablé, piqueté de la substance cérébrale; cette injection étant très-prononcée, nous avons omis les cas où elle était légère; 5 fois, injection des parois ventriculaires; 27 fois, infiltration purulente de la convexité et de la base du cerveau ; 2 fois de la convexité seule, 4 fois de la base seule; 11 fois, la distribution du plasma n'est point indiquée; 27 fois, l'infiltration purulente siégeait presque exclusivement à la face postérieure de la moelle, 8 fois à la face postérieure et antérieure ; 4 fois, elle prédominait à la queue de cheval.

L'absence de pus dans les cas chroniques semble avoir constitué un des traits de la maladie à Toulon. Voici comment s'exprime sur ce point M. Grellois :

« Dans la méningite chronique, la scène change entièrement d'aspect; les organes de la circulation sont moins gorgés ; les colorations rouge ou bleue sont plus pâles, et l'aspect purulent de la membrane est remplacé par une teinte opaline, qui peut être circonscrite ou générale, mais qui affecte de prédilection les points que nous avons désignés comme le siège spécial de la suppuration. Au niveau des tubercules quadrijumeaux, autour de la protubérance annulaire et vers l'origine du cervelet, on voit souvent la membrane, avec la teinte que nous venons d'indiquer, séparée de l'organe et comme boursouflée et distendue par des gaz. Cependant, dans ce cas, il n'y a pas trace de suppuration ; lorsqu'on détache le cerveau de la boîte osseuse, une quantité plus ou moins grande de sérosité s'en échappe et vient tomber dans le crâne ; c'est surtout au niveau de la moelle allongée que le liquide paraît s'être amassé ; — l'organe semble y être entièrement plongé. L'extérieur de la membrane séreuse est sensiblement humide ; la sérosité paraît avoir transsudé. — Mais vient-on à ouvrir les ventricules latéraux, on les trouve distendus par un liquide abondant qui s'échappe violemment par la première issue qu'il rencontre sous l'action du scalpel. La quantité de cette secrétion morbide est éminemment variable ; dans quelques cas elle ne dépasse pas 15 à 20 grammes ; dans d'autres, nous avons pu l'évaluer à 100. Cette sérosité offre une foule d'aspects, depuis la limpidité et la transparence, jusqu'au trouble et à l'aspect louche qui semble établir un passage entre le liquide séreux et le pus. Dans quelques cas indiqués par la durée de la maladie, on trouve un mélange des deux produits ; il n'est pas rare alors, lorsque les ventricules sont distendus par la sérosité, de voir des flocons de pus concret nager au milieu du liquide, mais gagner de préférence la partie décisive, sans avoir aucune adhérence avec les tissus voisins. Cette différence des produits morbides, — pus à l'état aigu, — liquide séreux à l'état chronique, tant dans la cavité crânienne que dans le canal rachidien me semble un des points les mieux démontrés. On peut avec certitude annoncer, d'après la durée de l'affection, si l'on trouvera à l'autopsie du pus, de la sérosité, ou un mélange de l'un et l'autre produit, en proportion diverse, selon qu'elle s'était plus rapprochée de l'état aigu ou de l'état chronique.

Xe OBSERV. (1).—Méténier, voltigeur au 5e de ligne, constitution molle, malade depuis deux jours, est porté à l'hôpital de Toulon le 16 janvier 1851, dans un état comateux dont on le tire aisément en exci-

----

(1) Rapport de M. Grellois.

tant fortement son attention. La face est hébêtée, les pupilles dilatées, le pouls large, mou, à 69. Céphalalgie sus-orbitaire intense, qu'il accuse lorsqu'on l'arrache à son état comateux ; point de roideur au cou ; point de douleur à la nuque ni le long du rachis. Prescriptions : sulfate de quinine opiacé, 1 gramme, 20 sangsues derrière les oreilles ; eau de Sedlitz. Le 17, même état : 20 sangsues, potion stibiée à 0,4°. Le 18, le coma est moindre ; le malade répond avec facilité à toutes les questions qui lui sont posées ; la face n'a plus la même expression d'hébêtude. Potion stibiée à 0,4 ; eau de Sedlitz. L'amélioration est plus marquée le 19. — Le pouls est normal. — Potion stibiée à 0,3. Quelques frissons s'étant déclarés la nuit, on prescrit gramme 1,2 de sulfate de quinine. *Du 20 au 28*, amélioration croissante ; traitement et alimentation en rapport avec son état. Le 28, il est mis aux trois quarts de la portion. Il sort le 4 février, parfaitement guéri en apparence (Service de **M. Haspel**).

Quelques jours après, Méténier reprend son service, sans qu'il reste d'autres traces de sa maladie qu'une céphalalgie plus ou moins vive, qui reparaît et cesse à intervalles irréguliers. Le 28 février, des symptômes graves se déclarent ; on l'apporte à l'hôpital à deux heures du soir ; il est placé dans mon service. Le chirurgien de garde fait immédiatement appliquer deux sinapismes aux mollets. A trois heures, je le trouve dans l'état suivant : décubitus latéral (côté gauche), la tête fortement portée en arrière ; face anxieuse ; les yeux sont fermés, ne s'ouvrent que par force et montrent un strabisme convergent avec les pupilles fortement contractées ; de longues mucosités pendent à son nez sans qu'il songe à s'en débarrasser. État comateux profond, dont on ne le fait sortir un instant qu'en le stimulant vivement ; il indique alors qu'il souffre à la tête, à la nuque et aux lombes. Il retombe bientôt dans son assoupissement, et pousse de longues plaintes inarticulées. La langue est rouge et sèche, le pouls est petit, vif, à **92.** Prescriptions : saignée, 500 grammes; opium (teinture), 10 gouttes pour la nuit; potion avec acétate d'ammoniaque, 20 grammes; 1/4 lavement, aloès 2 grammes; vésicatoire au cou; frictions sinapisées.

1er *mars.* Le coma est moins profond, le malade répond plus facilement aux questions qu'on lui pose; il accuse bien nettement le siège de ses douleurs. Il y a eu une selle le matin et une sueur assez abondante pendant la nuit. Je crois avoir à me féliciter de l'emploi de l'acétate d'ammoniaque. Point de modifications dans les autres symptômes. Calomel, 1 gram.; teinture d'opium, 40 gouttes; frictions sinapisées.

2, 3, 4. Pas de changement appréciable dans l'état du malade; j'administre chaque jour l'opium à la même dose. Le 4 seulement, une selle à l'aide de l'huile de croton-tiglium; on continue les frictions sinapisées. Le malade meurt le 5 à midi, après une courte agonie.

Autopsie, 27 heures après la mort. L'aspect extérieur n'indique point de longues souffrances; pétéchies à la face interne des cuisses. Il s'écoule peu de sang à la section des os du crâne. La dure-mère est modérément injectée, d'une teinte bleuâtre uniforme; de nombreuses adhérences existent le long de la grande scissure; on est obligé d'entamer la pulpe cérébrale pour les détacher. L'arachnoïde est irrégulièrement marbrée de plaques purulentes verdâtres, qui s'entrecroisent avec d'autres plaques d'aspect opalin, et qui sont évidemment dues à un épanchement séreux. L'aspect de ces deux produits morbides est surtout remarquable à la base du cerveau. Un pus épais, verdâtre, entoure la protubérance annulaire, le chiasma, l'origine du cervelet, tandis que toutes ces parties semblent baignées par l'épanchement séreux qui s'étend vers le canal rachidien. Les ventricules sont distendus par une énorme quantité de pus et de sérosité, qui semblent se partager ces cavités en partie égale. Ces deux liquides, quoique renfermés dans la même capacité, ne se mêlent cependant point l'un à l'autre ; on peut faire écouler la sérosité et le pus reste tout entier dans la cavité, quoique n'ayant cependant aucune adhérence avec elle. Cette sérosité est un peu trouble, d'aspect louche ; le pus est épais, verdâtre, et peut, avec le doigt, s'enlever en lambeaux. Le cerveau est un peu ramolli, fortement sablé. Dans le canal rachidien, on voit la dure-mère distendue par une abondante suppuration ; on incise cette membrane sans que le pus s'écoule, cependant il enveloppe la pulpe d'une gaîne complète, et a disséqué les fibres nerveuses de la queue de cheval ; point de sérosité. Les poumons sont parfaitement sains et crépitants, mais la *plèvre* costale offre de belles et vastes arborisations ; la cavité pleurale paraît plus sèche qu'à l'ordinaire. Cœur : rien dans le péricarde ; un petit caillot fibrineux dans le cœur gauche, un caillot volumineux entouré d'une masse de sang noir dans le ventricule droit. Foie et rate normaux quant au volume et à la consistance. Vessie distendue par l'urine, sans trace d'inflammation. Estomac et intestins, traces diffuses d'inflammation ; un lombric dans l'intestin grêle. Articulations : quelques parcelles de pus dans l'articulation du genou gauche. Tunique vaginale intacte.

XIᵉ OBSERV. Barillot, soldat au 8ᵉ d'artillerie, bien constitué, tombe subitement malade le 21 ; il entre à l'hôpital de Toulon le soir même. Décubitus dorsal, tête en arrière, dilatation considérable des pupilles, pouls petit, vif et dur. Délire violent, vociférations. On est obligé de lui mettre la camisole de force. Il refuse toute espèce de boisson, et meurt sans traitement quelques heures après son entrée.

Autopsie, 29 heures après la mort. Les vaisseaux du crâne laissent écouler une quantité notable de sang. La dure-mère est d'un bleu intense ; sa superficie est sillonnée par de gros vaisseaux veineux, qui s'en distinguent par une teinte plus foncée encore.

Caillots sanguins dans les sinus. Arachnoïde violemment injectée, et parcourue en différentes directions par des traînées purulentes ; la base du cerveau n'en montre qu'au pourtour de la protubérance annulaire. La pie-mère est d'un rouge intense qui permet à peine de distinguer les arborisations qui la sillonnent ; les plexus choroïdes sont lie de vin foncée. Dans les ventricules, ni pus, ni sérosité. Le cerveau est tellement sablé, que des gouttes de sang s'en écoulent lorsqu'on l'incise ; son tissu n'est point ramolli. Mêmes phénomènes dans le cervelet. La moelle épinière présente un aspect analogue à celui du cerveau : traces d'inflammation violente ; quelques lambeaux de suppuration concrète vers les parties supérieures, liquescente vers la queue de cheval. — Cœur : congestion sanguine, sang noir et caillots fibrineux dans le ventricule droit ; rien à noter dans le ventricule gauche ; ni épanchement, ni suppuration dans le péricarde. Congestion hypostatique intense du poumon ; perméabilité. Injection ramifiée dans la plèvre costale ; point d'épanchement. Foie gorgé de sang noir. Rate normale. Estomac vide et parcouru d'arborisations vasculaires, qui s'étendent encore dans toute la longueur de l'intestin grêle, sans autres altérations. Colon rempli de matières fécales consistantes et moulées. Péritoine d'une teinte rosée assez intense. Vessie distendue par l'urine.

Organes thoraciques. Des taches pétéchiales ont été notées sur le péricarde, dont la cavité a été trouvée plus ou moins remplie de sérosité tantôt limpide, tantôt purulente. Les cavités du cœur sont ordinairement occupées par des caillots sanguins, résistants, gélatineux, blancs jaunâtres, ou d'un jaune foncé, plus ou moins adhérents aux parois, et se prolongeant dans le tronc des gros vaisseaux. Sur 44 autopsies, M. Lévy signale des lésions thoraciques dans 11 cas ; pneumonie passée au troisième degré, 1 fois ; pneumonie lobulaire, 1 fois ; congestions pulmonaires hypostatiques, 9 fois ; épanchement séro-purulent dans le péricarde, 1 fois ; des flocons fibrineux nageaient dans ce liquide, et la membrane séreuse était le siège d'un pointillé rouge très-prononcé.

Organes abdominaux. — Souvent complètement exempts de toute espèce de lésions; quelquefois, cependant, développement des follicules agminés et isolés de l'intestin, invaginations plus ou moins considérables, ascarides lombricoïdes. intégrité du foie, de la rate et des reins. Tel est le résumé de nos investigations nécroscopiques. Les lésions des organes digestifs, dit M. Lefèvre, sont moins constantes, et en général moins prononcées que celles des organes de l'innervation. Parfois, les plaques de Peyer sont plus ou moins enflammées. Chez un sujet, on trouva à la fin de l'ilion, deux ulcérations au centre de deux plaques (p. 78). A Versailles, M. Faure signale chez sept sujets, le gonflement des follicules de Brunner, et dans deux cas avec ulcération. Trois autres ont offert quelques plaques de Peyer hypertrophiées. Un d'eux présentait en même temps le gonflement de quelques follicules isolés (p. 92). A Strasbourg, sur 46 autopsies, M. Tourdes constate 8 fois l'absence de toute lésion de l'appareil digestif ; 6 fois, des entérites villeuses ou de simples injections vasculaires ; 10 fois, le développement des follicules agminés ; 14 fois, le développement des follicules isolés; 8 fois, la présence des deux lésions ; 2 fois seulement, des ulcérations de la muqueuse. Ainsi, 36 fois sur 46, affection quelconque du tube intestinal, et 32 fois, lésion des follicules. Quatre des huit cas dans lesquels le tube digestif était absolument sain, ont duré de 1 à 6 jours; deux autres ne se sont terminés qu'après le vingt-unième jour : d'où il résulte qu'on ne saurait attribuer l'absence d'altération intestinale à une mort trop prompte. La forme de la maladie est restée sans influence sur les altérations, et la méningite typhoïde ne présentait pas une plus abondante éruption de follicules que les autres variétés (p. 158). « Un phénomène digne de fixer l'attention, dit M. Forget, était la fréquence de certaines altérations des follicules intestinaux ; à quelque période que le malade ait succombé, nous avons presque toujours rencontré soit un état pointillé, soit un état réticulé plus ou moins apparent des plaques de Peyer avoisinant le cœcum, soit l'état granuleux des follicules isolés, soit ces derniers états combinés. Quelque prononcées que fussent ces altérations, elles n'ont jamais atteint les états gauffré, gangreneux ou ulcéré » (p. 53). « La muqueuse de l'intestin, dit M. Laveran, n'a jamais offert aucune trace de lésion » (p. 22).

A Philippeville, les organes contenus dans la poitrine et l'abdomen n'ont point présenté d'altérations qui parussent liées à l'existence de la méningite. Il faut cependant en excepter l'estomac, qui presque constamment a offert sa membrane interne boursoufflée, ramollie, d'un gris sale, ardoisé ; ordinairement on trouvait à sa partie moyenne, ou vers le grand cul-de-sac, une ou plusieurs taches rouges d'une plus ou moins grande étendue. Deux fois on a trouvé des lombrics dans les intestins (1).

Invaginations intestinales. MM. Tourdes, Companyo, Judas et Grellois signalent des invaginations intestinales. Pour notre part, nous en avons constaté plusieurs cas à Marseille, mais il ne s'en est présenté aucun à notre observation à Versailles ni à Paris.

Ascarides lombricoïdes. Dans aucun cas, on n'a rencontré, à Rochefort, la présence de vers dans les voies digestives (M. Lefèvre, p. 78). A Versailles, sur 56 autopsies, 42 ont présenté un nombre plus ou moins considérable d'ascarides. Il faut ajouter 4 sujets qui en avaient rendu de leur vivant, et 4 autres qui ont guéri après en avoir également rendu (M. Faure, p. 92). Le tube digestif a souvent con-

____

(1) Rapport de M. Lagrave.

tenu des lombrics (M. Tourdes, p. 107). Deux fois M. Lagrave a constaté des lombrics à Philippeville. Souvent le tube intestinal contient des lombrics (M. Companyo, p. 88). Dans un tiers des cas, et surtout pendant l'hiver de 1848, M. Laveran a trouvé dans le tube digestif des ascarides au nombre de 2, 4, 18, 24 et 30. M. Artigues a rencontré des lombrics plusieurs fois à Avignon ; M. Maillot une seule fois sur 13 autopsies, à Lille. Pour notre compte, nous avons trouvé des lombrics dans trois des nécropsies, à Marseille ; nous n'en avons pas rencontré une seule fois à Versailles ni à Paris.

A Rochefort, le foie et la rate ont été rarement le siège de désordres appréciables (M. Lefèvre, p. 78). A Paris, M. Lévy signale 2 fois la congestion hépatique, et 9 fois l'augmentation du volume de la rate.

PRONOSTIC.

La méningite cérébro-spinale est, sans contredit, une des maladies les plus graves que l'on connaisse. Nous résumons dans les deux tableaux suivants le chiffre des malades et des morts constaté à des époques et sur des théâtres variés, tant dans l'armée que dans la population civile.

POPULATION CIVILE.

	Malades.	Morts.
Rochefort (bagne), 1834	222	174
Strasbourg, 1840	150	90
Aigues-Mortes, 1841	160	120
Royaume de Naples, 1841 (1)	218	102
Paris (prison de la Force), 1848	12	10
Toulon, 1851	11	6

ARMÉE.

	Malades.	Morts.
Versailles, 1840	227	111
Metz, 1840	39	28
Strasbourg, 1841	184	108

(1) M. de Renzi.

	Malades.	Morts.
Bayonne, 1841	28	21
Orléans, 1848	20	14
Lille, 1848	20	13
Douera , 1840	13	12

Ajoutons que cette triste statistique n'indique le plus souvent que les décès constatés au moment même de l'expédition des rapports, c'est-à-dire avant la complète cessation de la maladie, et qu'il n'y est pas toujours tenu compte de la mortalité survenue plus tard, ni des récidives, ni des suites souvent fort graves de la méningite cérébro-spinale (1).

Quoi qu'il en soit, cette effrayante proportion des pertes doit-elle être considérée comme exprimant d'une manière rigoureuse la gravité propre de la maladie ? Nous pensons que la mortalité résumée dans les deux tableaux qui précèdent n'exprime rigoureusement que la gravité de la méningite traitée à peu près exclusivement par les déplétions sanguines. En effet, M. Chauffard, après avoir perdu 30 malades sur 31 en employant la médication antiphlogistique, affirme en

---

(1) Le docteur Playfair s'est livré dans ces derniers temps à de nombreuses et minutieuses recherches pour apprécier le rapport des décès, considérés en général, au chiffre de l'ensemble des malades de l'Angleterre. Ces études l'ont conduit au rapport de 1 à 28 ; en d'autres termes, chaque décès constaté dans ce pays correspondrait à 28 malades, et le danger de mourir, pour le *malade moyen*, pourrait se représenter par la fraction de 1/28. S'il était permis de considérer ces données comme parfaitement exactes, et que la mortalité moyenne de la méningite fût de 50 décès sur 100 malades, il en résulterait que la gravité de cette affection serait à celle de l'ensemble des maladies comme 14 à 1. En ce qui concerne le choléra en particulier, il est loin de donner une mortalité comparable à celle de la méningite, comme le prouve le document suivant, dans lequel nous avons résumé le chiffre officiel des décès sur 100 cholériques, dans les armées a glaise et américaine :

Royaume-Uni. Epidémie de 1832, 1833, 1834. 32 décès.
Gibraltar. 1834. . . . . : 30
Nouvelle-Ecosse et Nouveau-Brunswick 1834. 28
Canada. 1832. 36
Canada. 1834. 34
Honduras. 1836. — Troupes nègres. 32
Armée américaine Etats-Unis, 1832, 1833, 1834. 28

avoir sauvé plus tard au-delà de la moitié en ayant recours à l'opium. A Alger, M. Besseron perd en 1846 21 malades sur 22; il renonce aux déplétions sanguines, et l'emploi de l'éther sulfurique lui donne des résultats favorables. Telle est notre foi dans l'opium convenablement manié, que nous croyons son efficacité dans le traitement de la méningite cérébro-spinale égale à celle du sulfate de quinine dans le traitement des fièvres pernicieuses. En effet, ces dernières, soumises au traitement par la quinine, ont donné sur 100 malades une mortalité,

A Rome, de 45 décès (1).

A la Guadeloupe, de 50 décès (2).

En France, de 50 décès (3).

En ce qui concerne la gravité de la méningite dans ses rapports avec les divers mois de l'année, voici quelques documents capables d'élucider le problème :

ROCHEFORT.	Malades.	Morts.	STRASBOURG	Malades.	Morts.
Décembre....	14	14	Octobre 1840.	1	1
Janvier......	68	52	Novembre....	3	3
Février	21	19	Décembre....	8	8
Mars........	8	6	Janvier 1841.	34	23
Avril........	3	2	Février......	43	32
Mai.........	3	3	Mars........	65	36
Juin........	1	1	Avril........	29	10
Juillet......	1	1	Mai.........	9	6
			Juin........	4	3
Totaux...	119	97	Totaux....	196	122

On voit que la gravité de la maladie n'est en rapport ni avec l'intensité du froid, ni avec celle de la chaleur.

A Philippeville, M Lagrave a trouvé le pronostic d'autant plus grave que le délire était plus intense,

(1) M. Bailly.
(2) M. Gonnet, médecin en chef de la marine, en 1849.
(3) M. Nepple.

l'état comateux plus complet et plus prolongé, la
marche de la maladie plus rapide. Ceux qui mouraient
étaient ordinairement emportés dans les quatre ou
cinq premiers jours. Lorsque la maladie se prolon-
geait un septenaire, il y avait quelque espoir de guérison ; tous les malades qui ont dépassé le quinzième
jour ont été sauvés. La cessation de la stupeur de la
face était le signe d'une convalescence franche : tant
que l'œil restait fixe, la face hébétée, il fallait craindre une rechute.

TRAITEMENT.

Toutes les médications ont été essayées ; la statistique des résultats donne la mesure de leur valeur
respective. Nous allons passer en revue les diverses
méthodes employées, en respectant la pensée, et, autant que possible, le langage même des divers observateurs.

Emissions sanguines.

Auch, 1837. — « Les saignées générales et locales,
dit M. Mottet, ont été *mortelles dans tous les cas, et
quelle qu'ait été l'époque de la maladie* à laquelle on
ait cru devoir y recourir. C'est à elles que nous devons attribuer nos pertes. »

Rochefort, 1838. — « Dans le principe, dit M. Lefèvre, les antiphlogistiques avaient la préférence. On
avait recours à la phlébotomie, et cette opération a été
pratiquée aux bras, aux pieds, à la jugulaire. Dans
certains cas, la dureté, la plénitude et la fréquence du
pouls justifiaient l'emploi de ce moyen. Cependant, à
part quelques exceptions, les résultats qu'on en a reti-
rés ont été loin de répondre aux espérances qu'on
en avait conçues. Nous avons vu des sujets arrivant
à l'hôpital peu d'heures après l'invasion de la maladie, avec un pouls dur, vibrant. auxquels il suffisait
de pratiquer une saignée modérée pour faire tomber
rapidement le pouls et amener un état de faiblesse et

de prostration dont les malades ne sortaient plus
Le docteur Fleury avoue qu'il renonça à les employer même chez les jeunes sujets dont la face était vultueuse, le pouls fort et plein, et la constitution robuste.
Si le docteur Mesnard a retiré quelques succès de fortes saignées dans un ou deux cas, l'observation n° 14 témoigne de leur inefficacité : dans cette circonstance, ayant à traiter un homme jeune et vigoureux, il crut pouvoir juguler la maladie en enlevant une grande quantité de sang ; elle n'en marcha pas moins rapidement vers une issue funeste. On fut ainsi conduit à préférer les sangsues aux saignées générales ; elles devenaient, dans le plus grand nombre de cas, ou un moyen principal, ou un moyen accessoire de traitement. Elles ont été appliquées en plus ou moins grand nombre au cou, derrière les oreilles, à la nuque, aux tempes, aux narines, à l'anus, aux malléoles, quelquefois à l'épigastre. Jamais on n'a dit qu'elles aient été nuisibles, et dans quelques cas elles ont produit de bons effets, surtout chez les sujets déjà en voie de guérison. Dans plusieurs circonstances, on a cru devoir leur préférer l'application des ventouses scarifiées à la nuque ou sur divers points de la colonne vertébrale. Dans les rares occasions où nous les avons employées, nous ne nous sommes pas aperçu qu'elles aient modifié en rien l'état morbide contre lequel nous les avions dirigées » (p. 82 et 83).

Versailles, 1839. — « Au début, dit M. Faure, nous avons pratiqué des saignées générales dont l'abondance et la répétition ont été subordonnées à la constitution du sujet, à la force et à la plénitude du pouls ..
A mesure que l'affection paraissait se déplacer et gagner la moelle, nous l'avons attaquée par des applications de ventouses et de sangsues.... Nous avons remarqué que plus l'invasion était rapprochée, plus le traitement antiphlogistique avait de puissance »
(p. 117).

Strasbourg, 1840. — « Les émissions sanguines,

dit M. Tourdes, ont fait la base du traitement... On
a mis en usage les saignées du bras, les saignées de
la veine jugulaire et de l'artère temporale, les applications de sangsues et de ventouses scarifiées. On a
pratiqué, suivant le cas, de 1 à 4 saignées générales
de 350 à 500 grammes, appliqué de 50 à 200 sangsues, de 8 à 24 ventouses scarifiées... Sur 46 individus qui ont succombé, 2 ont été saignés quatre fois,
6 trois fois, 14 deux fois, 19 une fois... Deux malades
ont eu plus de 200 sangsues; 14, de 100 à 200; 18,
de 50 à 100; 12, au-dessous de 50; total : environ 73
saignées et 3,200 sangsues; 1,58 saignées et 70
sangsues pour chaque individu mort... A la clinique
de M. Forget, 19 malades qui ont succombé ont eu
36 saignées générales, 1,708 sangsues, 617 ventouses :
en moyenne, 1,80 saignées, 85 sangsues, 30 ventouses .. Quelle a été l'influence de la médication antiphlogistique? La statistique de l'épidémie a donné
une réponse péremptoire... La mortalité s'est élevée
presque aux deux tiers des malades; certes, un pareil résultat ne laisse aucun doute sur l'insuffisance
générale du traitement par les saignées. » (M. Tourdes, p. 172.)

Nancy, 1841. — « Il faut avoir recours à une large
saignée du bras, dès qu'on est appelé près d'un malade; il faut au besoin la renouveler. Immédiatement
après, il faut avoir recours aux applications de sangsues et de ventouses aux tempes, au front, à la nuque, le long du rachis. Il ne faut craindre ni de faire
des scarifications trop profondes, ni de retirer trop de
sang ; la vie du malade est en danger, si le traitement
n'est pas aussi prompt qu'énergique. » (Mémoire de
M. Rollet, p. 113.)

Philippeville, 1845 et 1846. « Au début, la médication antiphlogistique seule a été employée. Les
saignées n'étaient pas épargnées : on pratiquait, le
premier jour, une saignée de 500 à 600 grammes
qu'on renouvelait dans la soirée, et qu'on répétait

ordinairement le lendemain. En même temps, des sangsues presque en permanence étaient appliquées sur la tête, tandis que des révulsifs étaient placés aux extrémités inférieures ; de deux heures en deux heures, la nuque et le rachis étaient scarifiés et ventousés. Ce traitement était suivi avec soin pendant toute la période d'excitation, et, une fois le malade plongé dans le coma, on se bornait à dégorger le cerveau à l'aide de quelques applications de sangsues aux mastoïdes, aux jugulaires, ou dans les narines, et on agissait sur les membres inférieurs au moyen des vésicatoires. On donnait ordinairement alors quelques lavements purgatifs. — Les malades traités ainsi sont tous morts, sans exception ; et, malgré l'énergie du traitement, on a trouvé, à l'autopsie, les traces d'une vive inflammation et d'une violente congestion : engorgement des vaisseaux, rougeur et suppuration des méninges. Plus tard, les antiphlogistiques n'ont plus été employés que concurremment avec d'autres moyens : l'ópium, le sulfate de quinine, et les purgatifs. Pendant les premiers phénomènes d'excitation, la saignée ne paraissait pas diminuer sensiblement la céphalalgie et les douleurs rachialgiques, mais elle semblait précipiter la marche de cette période, et le délire furieux, après de copieuses saignées, s'éteignait promptement dans le coma. Lorsqu'on la pratiquait dans cette seconde période de la maladie, la saignée était souvent suivie d'un mieux marqué : les malades ouvraient les yeux et donnaient quelques signes d'intelligence ; mais cette amélioration n'était pas de longue durée, et ils retombaient bientôt dans l'état comateux. » (Rapport de **M.** Lagrave.)

Alger, 1846. — « Le traitement antiphlogistique général et local, poussé jusqu'à ses dernières limites, dit **M.** Besseron (6 à 7 saignées accompagnées d'applications de sangsues), et secondé par les révulsifs cutanés et intestinaux les plus actifs, était sans résultats avantageux. » Avant l'emploi de l'éther, M. Besseron a perdu 21 malades sur 22.

Orléans, 1847. — « Tous les malades, dit M. Corbin, ont été saignés, surtout dans la première période, et particulièrement au début. On les saignait une, deux, trois ou quatre fois, en tirant de trois à cinq palettes... On appliquait, en outre, de 20 à 70 sangsues. » Les pertes de M. Corbin ont été de 14 décès sur 20 malades (*Gazette médicale*, 1848, p. 445.)

Lille, 1848. — Les malades qui ont guéri, dit M. Maillot, ont été saignés notablement moins que ceux qui sont morts ; les premiers ont perdu en moyenne par la lancette 928 grammes de sang, ont eu 47 sangsues et 8 ventouses scarifiées, tandis que les seconds ont perdu 1,116 grammes de sang par la lancette, ont eu 44 sangsues et 15 ventouses scarifiées. Dans cette dernière catégorie, celui qui a perdu le moins de sang a eu une saignée de 500 grammes, 30 sangsues, 12 ventouses ; celui qui en a perdu le plus a été saigné quatre fois, on lui a tiré 1,500 grammes de sang veineux et 200 de sang artériel; il a eu 112 sangsues, 12 ventouses. Dans la première, celui qui a été le moins saigné a eu une saignée de 500 grammes et 44 sangsues ; celui qui l'a été le plus a perdu, en deux saignées, 1,300 grammes de sang, a eu 90 sangsues et 12 ventouses. Cet aperçu n'est pas favorable aux saignées ; nous devons de plus déclarer que plusieurs fois *nous avons vu les accidents s'exaspérer si immédiatement après les saignées, que nous n'avons pu nous défendre d'accuser celles-ci de l'aggravation survenue dans la marche de la maladie.* »

Metz, 1848-1849. — « Dans les méningites graves, les saignées ont augmenté l'accablement, et aggravé la position du malade; elles paraissaient diminuer les forces et hâter la terminaison par asphyxie. Ainsi, tandis que par les méthodes voisines de l'expectation, la durée des formes graves est de quatre jours environ, elle n'est plus que de deux jours après

l'emploi des saignées répétées coup sur coup. »
(**M. Laveran.**)

Strasbourg, 1848. — « La saignée amenait immanquablement la cessation de la douleur et de la fièvre dans les cas légers ; dans les cas graves, elle diminuait le plus souvent l'intensité des phénomènes et la rapidité de la marche. » (Rapport de **M. Vaillant.**)

Toulon, 1851. — « Nous avons généralement ouvert le traitement par une saignée de 400 à 600 grammes et par une application de sangsues. Cependant, disons-le, les symptômes ne nous ont jamais paru s'amender sous l'influence immédiate de la saignée, sauf quelques cas légers dans lesquels nous n'avons pas cru devoir recourir à une autre médication. »

Paris, 1848 et 1849. — « 60 observations, dit M. Lévy, ont donné 31 morts rapides ou par les progrès naturels de la maladie, 7 morts par hydrencéphalie, 12 guérisons franches, 10 incomplètes ou lentes.

1° *Guérisons franches* (12 cas).

Saignées générales. Des 12 malades compris dans cette catégorie, 8 ont été saignés, savoir : 5 une seule fois, à 300 grammes en moyenne; 3 deux fois dans la même mesure.

Sangsues. Elles ont été appliquées dans 10 cas, dont 4 n'ont pas subi de saignée générale; le total des sangsues dépensées s'élève à 280; ce qui fait une moyenne de 28 sangsues pour chacun des 10 malades appartenant à ce groupe.

Ventouses scarifiées. La moyenne des ventouses appliquées à chaque malade est de 11.

Vésicatoires. Ils ont été employés chez 4 malades, deux fois à la nuque, deux fois aux cuisses.

Calomel. Nous l'avons donné à 7 malades, à doses réfractées ; la dépense totale de ce médicament s'étant élevée à 31 grammes, chaque malade en a pris 4 à 5 grammes en moyenne.

2° *Guérisons lentes* (10 cas).

Saignées pratiquées dans 7 cas, une fois dans 5, deux fois dans 6 (moyenne des saignées faites, 300 grammes).

Sangsues appliquées à 9 malades, dont 3 n'ont pas eu de saignée générale; total des sangsues employées, 430; moyenne par malade, 43.

Ventouses. Même proportion que pour les cas de guérison rapide.

Vésicatoires posés dans 7 cas, trois fois à la nuque, et quatre fois à la nuque et aux cuisses.

Calomel administré à 5 malades, dans la proportion moyenne de 3 grammes.

3° *Morts rapides ou par progrès de la méningite* (31 cas).

Saignées pratiquées dans 22 cas, quatorze fois à 300 grammes, six fois à 600 grammes en deux saignées, deux fois à 900 grammes en trois saignées.

Sangsues employées chez 27 malades, dont 7 n'ont pas été soumis à la saignée générale; total des sangsues consommées pour cette catégorie de malades, 1,620; moyenne individuelle, 60.

Ventouses. Même moyenne que précédemment.

Vésicatoires appliqués quinze fois, trois fois à la nuque, douze fois à la nuque et aux cuisses.

Calomel donné onze fois, à la dose moyenne de 3 à 4 grammes.

4° *Morts lentes par hydrencéphalie* (7 cas).

Saignées faites dans 6 cas, à 300 grammes en moyenne; 2 de ces malades ont été saignés une fois, 3 deux fois, et 1 trois fois.

Sangsues. Les 7 malades dont il s'agit ici ont coûté 350 sangsues; moyenne, 50.

Ventouses, comme pour les autres.

Vésicatoires appliqués à 6 malades, deux à la nuque, et quatre fois à la nuque et aux cuisses.

En divisant les quantités totales du sang tiré de la

veine, et le chiffre total des sangsues employées dans les quatre catégories, par le nombre des malades qui entrent dans chacune d'elles, on arrive à ces moyennes :

Catégories.	Moyenne des saignées.	Moyenne des sangsues.
1° Guérisons rapides............	275 grammes	23
2° — lentes...............	510 —	43
3° Morts rapides et graduelles....	300 —	53
4° — lentes par hydrencéphalie.	471 —	50

Il ressort de ce tableau que le minimum d'émissions sanguines correspond aux guérisons les plus rapides, et le maximum aux guérisons lentes; que ceux qui sont morts rapidement ou par les progrès naturels de la maladie ont été moins saignés que ceux qui sont morts lentement; que les convalescences tardives, comme les morts tardives, coïncident avec le maximum des déplétions sanguines. En fondant les résultats qui précèdent en deux catégories générales, on obtient d'autres moyennes :

Catégories.	Moyenne des saignées.	Moyenne des sangsues.
1° Guérisons rapides et lentes....	380 gr.	32
2° Morts rapides, progressives et lentes....................	333 —	51

Ici les différences s'effacent; sangsues et saignées se compensent, de manière à niveler les deux catégories; d'où l'on conclurait avec une apparente raison que les évacuations sanguines n'exercent point d'influence appréciable sur la terminaison de la méningite, puisque ceux qui ont succombé ont perdu autant de sang en moyenne que ceux qui ont guéri; mais ce n'est là que de la statistique brute, et pour ainsi dire à distance des faits dont elle perd de vue les éléments caractéristiques. Si les guérisons rapides coïncident avec le minimum d'émissions sanguines, c'est qu'elles comprennent plusieurs cas à forme congestionnelle qui se sont terminés promptement et à peu de frais; si les morts rapides et progressives ont succédé à des déplétions plus faibles que les morts lentes , c'est qu'on n'a pas eu le temps de saigner itérativement dans plusieurs cas à forme foudroyante , et l'un d'eux n'a même point permis l'intervention de l'art , tant la mort a été prompte. Toutefois, les données statistiques qui précèdent conduisent à deux inductions importantes : 1° les guérisons rapides, au nombre de 10 , ont été obtenues avec une dépense de sang environ moitié moindre que les guérisons lentes au nombre de 12 ; 2° les émissions sanguines paraissent favoriser le passage de la méningite à l'hydrencéphalie ; car les 7 morts lentes par cette lésion, et les 10 convalescences rendues tardives par la même cause, fournissent un total de 17 cas où les antiphlogistiques ont été employés avec le plus d'énergie. » (Mémoire de M. Lévy.)

Réfrigérents.

Strasbourg, 1840. — « Les réfrigérents, glace et compresses imbibées d'eau froide sur la tête, ont eu généralement peu d'avantage Ce moyen ne calmait ni les douleurs, ni le délire ; beaucoup de malades s'en plaignaient et se refusaient à son application. » (M. Tourdes, p. 175.)

Metz, 1847.—« J'essayai les applications d'eau froide, d'eau glacée, de glace non mélangée, et bien que les applications fussent maintenues d'une manière permanente, je dus cependant renoncer à leur emploi. Les malades dont l'intelligence était conservée, se plaignaient de ce que la douleur était refoulée au dedans ; l'agitation croissait chez les malades en délire ; chez presque tous l'effet immédiat parut fâcheux. » (Rapport de M. Laveran.)

Lille, 1848. — « Plusieurs fois, dit M. Maillot, nous avons recouru, après l'emploi des saignées, aux affusions froides. Dans presque tous les cas, elles ont amené une amélioration qui, malheureusement, sauf une fois, n'a été que momentanée. Je crois, pour

mon compte, qu'elles sont destinées à devenir très-
utiles. » M. Maillot cite l'observation suivante à l'ap-
pui de son opinion :

Xe OBSERV. — L..., âgé de 25 ans, fusilier au 74e de
ligne, est entré à l'hôpital de Lille le 17 avril 1848,
à sept heures du soir.

Ce malade a été apporté sans connaissance. On a
appris seulement des hommes qui portaient le brancard que L... était de faction à midi, à l'une des
portes de la ville, et qu'ayant été saisi tout à coup
par la maladie, on avait dû le relever. A son arrivée,
il est dans le coma, d'où il sort de temps en temps
pour pousser de grands cris et s'agiter violemment.
Le pouls est plein, la face colorée, la peau chaude
sans sécheresse.

L... est d'une forte constitution, d'un système musculaire développé, d'un tempérament sanguin. Large
cicatrice récente au-dessus du pli de l'aine gauche,
trace probable d'un bubon suppuré. Nous apprenons
en effet que le malade est resté deux mois dans le
service des vénériens, d'où il est sorti à la fin de
janvier. (Eau gomm., saignée de 800 gram., 20 sangsues aux tempes.)

Le 18, à la visite du matin, le sang n'offre pas de
couenne ; le caillot est noir, diffluent, et le sérum est
très-aboudant. Le corps est inondé de sueur, par
suite, sans doute, des efforts violents que le malade
a faits toute la nuit dans la camisole de force, qu'on
a dû employer pour le contenir dans le lit. Ces mouvements désordonnés, convulsifs, persistent le matin, mais passagers, peu énergiques. La face est légèrement violacée ; les yeux presque entièrement
fermés, à pupilles égales, contractées ; pouls à 96,
régulier, résistant médiocrement sous le doigt. Pas
de réponses aux questions qu'on lui adresse et qu'il
paraît ne pas entendre du tout. La langue, qu'on voit
en abaissant la mâchoire inférieure, apparaît humide,
large, rosée dans la cavité buccale ; quelques vomis-

sements ont eu lieu ce matin avant la visite; le ventre est plat, souple partout; pas de sensibilité à la peau quand on la pince; mais expression de douleur et plaintes sourdes, inarticulées, quand on imprime des mouvements de latéralité ou de flexion au cou et à la tête; pas de rigidité appréciable; température du corps sous l'aisselle 36°2. (Diète; eau gomm. avec 4 gram. bicarb. de potasse, saignée de 500 gram., 12 ventouses scarifiées le long du rachis, glace sur la tête.)

Dans la journée, l'agitation convulsive, déjà bien diminuée le matin, cesse complètement pour faire place à un affaissement profond. La face devient violacée, les extrémités froides; le pouls a 60 pulsations, faible, mou. On prescrit alors des affusions froides, qui sont immédiatement administrées; plaintes et cris de la part du malade pendant leur administration, qui dure dix minutes. Efforts continuels pour se soustraire aux jets de l'eau froide. Une douce chaleur succède bientôt aux frissons provoqués par cette médication. Le pouls se relève aussi, et le malade, après cette secousse, put articuler des paroles intelligibles, et reconnaître parfaitement le chirurgien de service. Le soir à huit heures, nouvelle affusion froide, dont les effets paraissent également heureux.

19 avril. La nuit a été calme. Le matin, à la visite, le malade répond aux questions qu'on lui adresse, mais sa voix est faible, sa parole très-lente, sa langue embarrassée, paresseuse. Il se plaint de céphalalgie sus-orbitaire et de douleur à la nuque quand il tourne la tête. Pas d'exagération dans la sensibilité cutanée. Vue trouble et diplopie. Bourdonnement d'oreilles. Pouls à 65, sans dureté; peau fraîche et douce; langue humide; soif; pas de vomissements. (Diète; eau gommeuse avec bicarbonate de potasse, 4 grammes; sulfate de quinine, 1,0; 20 sangsues aux tempes; lavement purgatif.) Pas de changement dans la journée.

20 avril. Insomnie sans délire toute la nuit. Intel-

ligence nette, libre le matin; réponses précises, mais parole traînante encore Cris plaintifs de temps en temps; agitation dans le lit; il accuse de très-vives douleurs dans la tête, le cou et les jambes. Celles-ci sont le siège de crampes pénibles En même temps, vue trouble, double bourdonnement d'oreilles. Pouls à 60, faible. Soif. Peux selles hier. (Eau gomm. avec bicarbonate de potasse, 6 grammes; sulfate de quinine, 1,0; 12 sangsues à la nuque; glace sur la tête.)

21 avril. Le délire a entièrement disparu; la parole est toujours lente, mais la langue moins embarrassée. Cependant le malade paraît absorbé; le regard est triste. Il y a toujours diplopie, céphalalgie, roideur du cou. Pouls à 68, faible; peau douce, sans chaleur. Pas de soif. Immobilité dans le lit; tendance au sommeil. (Diète; eau gomm. avec bicarbonate de potasse, 6 grammes; sulfate de quinine, 1,0; affusions froides.) Le malade a beaucoup crié pendant l'administration des affusions froides; du reste, l'assoupissement est moindre pendant la journée.

22 avril. Amélioration réelle et bien accusée. Sommeil tranquille presque toute la nuit. Traits épanouis; parole facile, naturelle. Vision trouble encore. Céphalalgie à peine sentie. Quelques élancements rachialgiques; cessation des crampes des membres inférieurs, qui sont encore le siège de fourmillements désagréables. Pouls à 60, petit, faible. Pas de soif. (Diète; eau gomm.; bicarbonate de potasse; sulfate de quinine, 1,0.)

23 avril. Hier, dans la soirée, la rachialgie cervicale s'est réveillée, vive, avec rigidité des muscles postérieurs du cou; en même temps, un peu de céphalalgie et de malaise. On a dû appliquer 15 sangsues à la nuque.

A la visite du matin, ces accidents sont calmés; il y a toujours trouble de la vision; parfois diplopie; douleur à la région antérieure des cuisses. Un peu d'agitation la nuit; insomnie. (Traitement *ut supra*.)

A deux heures du soir, nouvelle réapparition des douleurs de la nuque ; nouvelle application de 8 sangsues.

24 avril. Insomnie, un peu d'agitation la nuit ; intelligence complète, mais diplopie encore ; calme de la sensibilité d'ailleurs sur tous les points. (Diète; eau gomm. ; bicarbonate de potasse, 6 grammes ; sulfate de quinine, 0,4 ; hydrochlorate de morphine, 0,03.)

25 avril. Insomnie encore, mais sans agitation ; disparition entière de la diplopie ; flexion de la tête possible sans la moindre douleur. Pouls à 64. (Bouillon ; le reste *ut supra.*)

A trois heures, la douleur de la nuque reparaît assez vive, légère ; céphalalgie ; bourdonnement d'oreilles de nouveau. (Nouvelle application de 15 sangsues *loco dolenti.*)

26 avril. La rachialgie cervicale s'est prolongée jusqu'à huit heures du soir ; très-peu de sommeil la nuit. Un peu d'abattement le matin, sans autre souffrance que quelques picotements dans les membres inférieurs. Pouls à 72, mou. (Bouillon ; eau gomm. ; sulfate de quinine, 0,4.) La douleur du cou ne reparaît pas le soir ; seulement, de midi à cinq heures, pesanteur de tête, céphalalgie obtuse.

27 avril. Air de satisfaction le matin à la visite : le malade déclare ne souffrir nulle part. Sentiment de faiblesse seulement. Ni soif, ni fièvre. Pouls à 62. (Lait ; eau gomm. ; sulfate de quinine, 0,4.) Epistaxis peu abondante dans la journée.

28 avril. Le malade a dormi toute la nuit dans le calme le plus complet ; figure épanouie, exprimant le bien-être. Pouls à 65. Appétit senti. (Semoule au lait ; pomme cuite ; eau gommeuse.)

30 avril. La convalescence marche assez bien. Le malade s'est promené dans la salle aujourd'hui, et est resté levé près de trois heures. (Semoule au lait ; pruneaux ; eau gommeuse.)

Du 1er mai au 10 juin. Aucun accident fâcheux ne

vient entraver la guérison. Toutefois, le malade est fréquemment incommodé par des éblouissements, des bourdonnements d'oreilles passagers. Il y a aussi parfois un peu de céphalalgie le jour, et qui disparaît toujours quelque temps après Presque chaque jour aussi, il éprouve des épistaxis, mais peu abondantes. Ce qui l'incommode le plus et d'une manière permanente, c'est une espèce de tiraillement dans les muscles des membres inférieurs, qui rendent sa marche peu assurée. L'état des forces et des fonctions, d'ailleurs, s'améliore de plus en plus. Depuis le 5 mai, le malade a été mis au quart de la portion ; il mange bientôt la demie, et il quitte l'hôpital le 10 juin, dans un excellent état, pour aller jouir dans sa famille du congé de convalescence qui lui a été accordé.

Onctions mercurielles.

« Nous n'avons pas vu, dit M. Lefèvre, qu'elles aient changé en rien l'état de la maladie » (p. 85). « Nous devons à la vérité de déclarer que ce moyen n'a pas réalisé nos espérances » (M. Forget, p. 77). « Malgré l'élévation des doses et la constance de l'application, cette médication est restée généralement impuissante » (M. Tourdes, p. 175). « Les frictions mercurielles le long du rachis ont été employées sans résultat marqué » (M. Corbin, *Gaz. méd.*, 1848, p. 445).

Révulsifs cutanés.

Rochefort. « Les vésicatoires ont été prodigués. Ils ont souvent agi d'une manière défavorable sur l'appareil génito-urinaire. Plusieurs médecins leur préféraient la pommade ammoniacale. Dans bien des cas, ils ont paru soulager les malades; mais ils ont aussi produit souvent des ulcérations d'une guérison difficile. » (M. Lefèvre, p. 85.)

Versailles. « Les vésicatoires sur le ventre ont eu, dans deux circonstances, un succès manifeste. » (M. Faure, p. 12.)

Strasbourg. « On n'a pas retiré d'avantage évident des révulsifs cutanés ; ils augmentaient souvent les douleurs sans procurer la diminution d'aucun symptôme. » (M. Tourdes, p. 75.)

Nancy. « M. Rollet affirme avoir obtenu de bons résultats de l'application du cautère actuel le long des deux gouttières vertébrales » (p. 119).

Philippeville. « Je crois avoir retiré de grands avantages de l'établissement d'un séton à la nuque. La cautérisation transcurrente du rachis ne m'ayant pas paru sans danger, je ne l'ai pas employée. » (Rapport de M. Lagrave.)

Metz. « L'action des vésicatoires le long du rachis, celle de la cautérisation transcurrente et du séton, m'ont paru complètement nulles dans la plupart des cas ; et comme douze malades ainsi traités ont donné neuf morts, je ne me crois pas fondé à faire un nouvel essai de cette médication. » (Rapport de M. Laveran.)

Paris. « Nos résultats d'observations et de statistique sont au moins négatifs pour les vésicatoires. Sur 10 malades qui ont eu un vésicatoire à la nuque, 5 ont guéri, 5 sont morts. Des 22 malades auxquels on a posé simultanément ou successivement des vésicatoires aux cuisses ou à la nuque, 11 ont guéri et 11 sont morts. Ici, comme dans le traitement d'autres affections graves, l'on est donc amené à réfléchir sur la légitimité des souffrances additionnelles du vésicatoire, sur le droit que peut avoir la médecine de susciter aux malades un surcroît de chances nuisibles (dégénérescence du vésicatoire, pourriture d'hôpital, etc.), sans la certitude de les compenser par une égale somme de chances favorables. » (M. Levy.)

Toulon. « Nous avons toujours reculé devant la cautérisation, dont les résultats ont été douteux, et qui ont l'inconvénient, outre la douleur qu'ils provoquent, de jeter la terreur chez les malades voisins.

Nous avons appliqué de larges vésicatoires ; et l'observation suivante montre tout ce qu'on est fondé à attendre de cette énergique médication. » (Rapport de M. Grellois.)

Xe OBSERVAT. — Dufour, soldat au 5e de ligne, bien constitué, entre à l'hôpital de Toulon le 21 janvier 1851, atteint depuis quatre jours de fièvre intermittente. Un gramme de sulfate de quinine. Le 22, la fièvre n'a pas reparu. Sulfate de quinine, 0,5. Le 23 et le 24, pas de nouvel accès. Sulfate de quinine, 0,5. Le 25, dans la nuit, céphalalgie violente ; à la visite du matin, je trouve le malade en proie au délire ; il se lève, veut partir, menace si on le retient ; on applique la camisole de force. Les pupilles sont énormément dilatées ; le pouls est large, mou, à 62 pulsations ; la langue, que je vois avec peine, est large et blanche. Mouvements violents et saccadés des membres supérieurs, chaleur générale naturelle. Saignée du bras de 500 grammes, vésicatoire à la nuque, frictions sinapisées sur les membres ; eau de laurier cerise, 20 grammes; aloès, 2 grammes en lavement. Le 26, l'état est le même ; le malade n'a pas conscience de sa position et ne reconnaît point ceux qui l'entourent ; il cherche toujours à se débarrasser de ses liens. Il a eu pendant la nuit plusieurs selles dans son lit. Plaintes aiguës; quarante sangsues aux apophyses mastoïdes, frictions sinapisées, laurier cerise et aloès à même dose. Le 27, l'état a peu changé ; cependant, il y a plus de calme ; le malade n'a pas repris connaissance, mais il ne cherche plus à se débarrasser de ses liens. Le pouls n'a pas varié. Plusieurs selles pendant la nuit. On entretient le vésicatoire ; j'insiste sur l'aloès. Le 28, mieux sensible. Le délire a disparu ; perception de sensations venues du dehors. Le malade accuse un peu de céphalalgie sus-orbitaire, et une vive douleur au cou, dont les mouvements sont roides et gênés. Le pouls a changé de caractère ; il est vif et plus rapide (79). Il n'y a point eu de selles : les urines, suspendues depuis deux jours, ont reparu. J'accorde quelques cuillerées de bouillon ; toujours l'aloès, même dose, même force. Le 29 et 30, état d'indécision; point encore de coma, mais tendance au sommeil, sueurs abondantes. Les mêmes prescriptions sont continuées. Le 31, l'état comateux se déclare. Je fais raser le cuir chevelu et j'y applique un large vésicatoire; l'aloès est remplacé par le calomel à la dose d'un gramme. Le 1er février, même état que la veille, mêmes prescriptions. Le 2, le coma est remplacé par un état de somnolence dont on tire aisément le malade. Mêmes prescriptions. Le 3, le malade a enlevé son vésicatoire pendant la nuit, et la plaie s'est desséchée; l'état comateux a reparu. J'ordonne qu'on excite fortement ce vésicatoire. Le 4, l'exutoire a suppuré abondamment, et le malade a recouvré sa raison. Le 5, même état.

Le 6, le malade a encore dépouillé sa tête de son bandage; le vésicatoire a cessé de suppurer, et l'état comateux est revenu. — Nouvelle excitation de l'exutoire. Le lendemain, le malade est en bonne voie ; il jouit de toute son intelligence, mais l'ouïe est dure et la parole lente. Le 9, le vésicatoire est de nouveau sec, et Dufour est retombé aussi bas que jamais; je le fais stimuler de nouveau, et le lendemain matin, sous l'influence d'une suppuration abondante, les phénomènes alarmants ont encore une fois disparu. Enfin, le 13, l'exutoire s'étant arrêté de nouveau, une nouvelle rechute survient et menace d'entraîner le malade. J'en fais appliquer un nouveau, et tout disparaît comme par enchantement. On le stimule avec activité pendant huit jours, puis on le laisse sécher lentement. Dès lors, plus de rechutes; l'amélioration se consolide ; la dureté d'ouïe disparaît : l'appétit se prononce, les excrétions sont naturelles ; en un mot, le malade est en pleine convalescence. Cependant, la faiblesse persiste quelque temps encore, et Dufour n'est en état de sortir que le 20 avril. Mais il sort parfaitement guéri, avec un appétit insatiable, et ayant refusé le congé de convalescence que je lui avais offert.

Tartre stibié et vomitifs.

Rochefort. — « Sous l'influence de l'émétique à haute dose, nous vîmes les accidents graves disparaître ; mais le mieux ne fut que de courte durée. » (M. Lefèvre, p. 84.)

Versailles. — « Le tartre stibié à haute dose a été employé chez deux malades atteints assez légèrement ; tous deux ont guéri. » (M. Faure, p. 119.)

Strasbourg. — « Une fois nous avons employé ce moyen sans résultat avantageux, et nous y renonçâmes sans peine. » (M. Forget, p. 79.)

« Le tartre stibié ne modifiait nullement les symptômes ; dans deux cas cependant, l'émétique a manifestement exercé une influence heureuse. » (M. Tourdes, p. 176.)

Philippeville. — « Les vomitifs, loin de soulager les malades, paraissaient aggraver les symptômes, et ont presque toujours augmenté le mal. » (M. Lagrave.)

Purgatifs et calomel.

Strasbourg. « Lorsque la terminaison était favorable, on ne voyait pas d'une manière distincte la part que les purgatifs avaient prise au succès. Dans plusieurs cas, ils ont donné naissance à une diarrhée rebelle qui devenait elle-même un danger. » (M. Tourdes, p. 176.) « Sur 6 de nos malades qui ont pris du calomel, 5 sont morts, et celui qui a survécu n'en a pris que durant deux jours .. Nous n'en observâmes que de fâcheux effets... Je me remets à me demander d'où vient la renommée de cet abominable remède. » (M. Forget, p. 81.)

Metz. « La présence fréquente des vers intestinaux, la constipation permanente, les effets fâcheux du séjour des matières fécales chez un malade atteint d'inflammation cérébrale, nous firent employer les purgatifs chez presque tous nos malades. L'effet immédiat de leur action, et notamment du tartre stibié administré en lavage, ne peut être constaté que dans les formes légères; dans les formes graves, les malades ne pouvaient pas avaler par suite du trismus ou des spasmes de l'œsophage, ou bien le tube digestif résistait à l'action de 3 ou 4 décigrammes d'émétique, et les malades n'avaient ni selles, ni vomissements. L'action définitive de cette médication était donc au moins fort douteuse; et comme les cas légers dans lesquels elle a été employée étaient soumis à l'emploi des saignées, je ne crois pas que l'action des purgatifs doive compter dans leur guérison. » (Rapport de M. Laveran.)

Paris. « L'action précaire, variable des purgatifs n'a pas été suivie de changements décisifs dans l'état général des malades ni dans la marche de l'affection; mais jamais ils n'ont déterminé ces diarrhées rebelles notées par d'autres observations.... Nous avons prescrit le calomel à la dose de 0,5 et de 0,6 ; dans le plus grand nombre des cas, cette dose a été portée dès le premier jour à 1 gramme, et administrée en 4 ou 6 fois avec toutes les précautions nécessaires à l'ingestion de ce médicament. Dans 29 cas où nous avons noté son action sur le tube digestif, 18 fois il n'a point suffi à rompre la constipation dans les trois premiers jours de son administration ; 1 fois il n'a point aggravé une diarrhée qui datait d'un mois, quoique le malade en ait pris 6 grammes et demi; 5 fois les selles sont revenues ou se sont maintenues avec assez de régularité; 5 fois il a provoqué la diarrhée, une seule fois à dix selles par jour ; dans l'un de ces cas, la diarrhée a été passagère et a été suivie de constipation; 1 fois il a déterminé des selles involontaires. Quant aux lésions trouvées après la mort, on a vu qu'elles ont été peu nombreuses dans l'intestin, si l'on excepte la psorentérie, qui n'a aucun rapport avec l'action du calomel; une seule fois les plaques agminées étaient le siège d'un ramollissement borné à la muqueuse ; le malade qui les a présentées n'avait pris qu'un seul gramme de calomel, et rien d'analogue n'a été rencontré chez d'autres qui en avaient pris de 8 à 12 grammes ; le malade qui a succombé à une hémorrhagie intestinale avait ingéré 5 grammes de calomel ; mais il n'existait aucune altération de la muqueuse ; 2 fois la salivation est survenue : l'un de ces cas s'est terminé par guérison ; un troisième cas de guérison après la salivation existe en ce moment dans notre service. » (M. Lévy.)

Toulon. « Dans les premiers temps de l'épidémie, nous accordions la préférence à l'aloès à la dose de 1 ou 2 grammes par la bouche. Ce médicament n'a pas répondu à notre attente. Le calomel nous a mieux réussi, mais il a souvent échoué. » (M. Grellois.)

Quinquina et sulfate de quinine.

Rochefort. « Dans un pays comme le nôtre, où toutes les maladies prennent fréquemment la forme rémittente ou intermittente, on est heureux de pouvoir leur appliquer les préparations de quinquina. La marche périodique de la méningite justifie donc l'emploi qui a été fait du sulfate de quinine dans un grand nombre de cas, et explique les bons effets qu'on en a obtenus. » (M. Lefevre, p. 86.)

Versailles. Voici les résultats obtenus par M. Faure (p. 121) : Sur 15 malades dont 11 graves, 7 guérisons après traitement par le sulfate de quinine seul. Sur 33 malades dont 21 graves, 19 guérisons après traitement par le sulfate de quinine uni aux antiphlogistiques.

Aigues-Mortes. « J'ai administré, dit M. Schilizzi, les anti-périodiques sous toutes les formes et par toutes les voies, mais bientôt l'expérience me força de les abandonner, pour les reprendre plus tard par une déférence qui n'a servi qu'à aggraver la position des malades » (p. 67).

Srasbourg. « Si nous avons expérimenté le quinquina dans quelques cas, c'est pour faire acte de bonne volonté, et, en même temps, en démontrer l'inutilité, sinon le danger. Cinq fois nous avons employé le sulfate de quinine à une époque plus ou moins avancée de la maladie. Trois fois il fut si mal supporté ou au moins si complètement inutile, que nous dûmes y renoncer Un de ces trois malades est mort. Chez deux convalescents, la guérison eut lieu, par ou malgré le remède, je n'en sais rien. » (M. Forget, p. 84.) « Le sulfate de quinine n'a jamais empêché le retour du redoublement, ni diminué d'une manière notable sa violence. Son application heureuse ne s'est rencontrée qu'à une époque avancée de la maladie.» (M. Tourdes, p. 181.)

Philippeville. « Le sulfate de quinine a été administré dans presque tous les cas, soit au début, soit à la fin de la maladie. Les malades, ne pouvant la plupart du temps le prendre par la bouche, il a été, le plus souvent, donné en lavement. Dans les quelques cas où il a été donné seul ou uni aux saignées, il n'a pas paru avoir une grande influence sur la marche des accidents. Quelquefois il a rapidement fait disparaître la céphalalgie, le délire, et les symptômes rachialgiques, mais alors la maladie a été considérée comme une rémittence plus ou moins grave, empruntant son caractère à l'épidémie. Dans les cas, assez communs, qui ont été marqués par de fréquentes rémissions, le sulfate de quinine a paru un moyen précieux, propre à éloigner les exacerbations et à en diminuer la violence. » (Rapport de M. Lagrave.)

Lille. « J'ai administré, dit M. Maillot, le sulfate de quinine toutes les fois que la céphalalgie a paru avoir quelque périodicité, jamais avec un succès marqué. »

Paris. « Les rémissions, et quelquefois l'intermittence parfaite des phénomènes de la méningite, ont dû sembler à tous les observateurs une indication souveraine pour l'administration du sulfate de quinine;

quelques médecins, sur la foi de ces fluctuations bien connues de la symptomatologie arachnitique , sont allés jusqu'à la confondre avec les fièvres pernicieuses. Quoique ce médicament eût échoué contre la méningite épidémique qui a régné dans quelques pays marécageux (Aigues-Mortes), nous n'avons pu nous défendre de quelque espoir en l'employant dans des cas où l'intermittence était tranchée; or, voici nos résultats : dans 19 cas où nous avons prescrit le sulfate de quinine (de 5 décigrammes à 1 gramme 1/2), la guérison a eu lieu 13 fois. Sur ces 13 malades, un seul l'a pris avec avantage au début. Donné 7 fois au début, il n'a pas exercé d'influence appréciable sur la marche de la maladie ni sur l'intensité des symptômes. 3 fois il a réussi à modifier, à amortir graduellement les paroxysmes de cette céphalalgie *redux* qui vient compromettre des convalescences déjà commencées, et qui, si elle n'est arrêtée, conduit inévitablement à l'hydrencéphalie, par la répétition périodique des fluxions vers l'encéphale. Jamais le sulfate de quinine n'a manifesté l'efficacité franche, immédiate, décisive, qui le rend si précieux dans le traitement des pyrexies périodiques. » (M. Lévy.)

Toulon. « Le sulfate de quinine nous paraît complètement sans action, ni utile, ni nuisible, mais son emploi est formellement indiqué contre les fièvres intermittentes qui peuvent compliquer la méningite. » (Rapport de M. Grellois.)

Camphre, nitre, musc, acétate d'ammoniaque.

Aigues-Mortes. « Le camphre, le nitre et le musc ont été employés, mais sans le moindre avantage. » (M. Schilizzi, p. 67.)

Strasbourg. « L'acétate d'ammoniaque, le vin, le camphre et le musc ont été employés, sans aucun succès, dans un petit nombre de cas pendant le trismus. » (M. Tourdes, p. 181.)

Orléans. « Le musc à dose croissante, de 10 à 30

centigrammes, quand l'ataxie prédominait, a modifié sensiblement cet état. Un seul homme a guéri parmi ceux qui en ont pris, et j'ai usé pour lui très largement des antiphlogistiques et des révulsifs. » (M. Corbin.)

Metz. « J'ai eu recours trois fois à l'éthérisation ; la première fois, pour un malade auquel des douleurs atroces dans les reins arrachaient des cris lamentables. La douleur disparut pendant l'insensibilité produite par l'éthérisation, mais elle revint avec la sensibilité. Dans deux cas de délire violent, avec cris et vociférations, la même expérience fut suivie du même résultat J'ajoute que la maladie ne m'a pas paru modifiée ni en bien ni en mal par cette expérience, mais je ne me suis pas cru autorisé à la répéter. »

Toulon. « Dans certains cas où l'organisme semblait près de s'éteindre, où toute force de réaction paraissait anéantie, l'acétate d'ammoniaque, à la dose de 15 à 20 grammes, nous a toujours semblé favoriser l'action des autres médications. » (M. Grellois.)

Datura stramonium.

Nous avons rappelé plus haut la recommandation de Celse en faveur de la jusquiame dans le traitement de la *phrenitis.* Nous ne croyons pas que ce médicament ait été employé contre la maladie qui nous occupe ; en revanche, l'emploi d'une substance qui lui est similaire, le datura stramonium, est signalé dans l'observation suivante.

XIe observ. (1)—Roquefer, 21 ans, en Afrique depuis 3 ans, sergent au 33ᵉ de ligne, tempérament bilioso-sanguin, bonne constitution, entre à l'hôpital de Médéah le 6 avril 1847 à deux heures du soir. Il raconte qu'il a été pris la veille au matin de céphalalgie occipitale; le soir, à huit heures, la douleur a empiré jusqu'à 10 heures, et il s'est établi une sorte de

---

(1) Observation recueillie par M. Michel.

rémittence ; le sommeil a été agité, tourmenté par des rêvasseries. Aujourd'hui la céphalalgie a reparu très-violente ; nous le trouvons dans l'état suivant : Décubitus latéral droit, flexion des jambes sur les cuisses et des cuisses sur le bassin ; renversement de la tête en arrière, abattement soporeux, dilatation des pupilles, injection de la face, céphalalgie sus-orbitaire très-intense. L'intelligence est intacte, le malade répond avec lucidité, mais avec difficulté, aux questions qu'on lui adresse ; sensibilité générale légèrement obtuse, rachialgie cervicale et lombaire augmentée par les mouvements et la pression la plus légère ; pouls ralenti, peu de chaleur à la peau ; respiration suspirieuse et lente ; langue blanche, soif vive, pas de vomissements ; constipation. Saignée de 500 grammes, 160 sangsues, 5 par 5, aux tempes et aux angles de la mâchoire. Potion gommeuse avec extrait de datura deux décigrammes, et digitale un gramme.

Le 7, la stupeur a disparu, la céphalalgie et la rachialgie ont notablement diminué, la sensibilité générale est normale, l'intelligence toujours lucide ; le pouls a pris plus d'expansion et de fréquence, la respiration est facile et nette ; une selle. Le sang tiré de la veine ne présente pas de couenne, le caillot est large, peu consistant. Six ventouses scarifiées à la nuque, et répétition de la potion de la veille. Le 8, tous les symptômes morbides ont disparu ; le malade se dit guéri et demande à manger. Il ne reste qu'une faiblesse légère déterminée par les émissions sanguines. Continuation du datura et de la digitale, *ut supra*. Le 13, le malade se lève et se promène ; depuis le 9, on l'alimente par degrés. Il sort guéri le 21 avril.

Réflexions. — Malgré tout ce que laisse à désirer cette observation, nous avons cru devoir la rapporter, parce qu'elle signale l'emploi d'un médicament peu usité, et qui a pu concourir à la réussite du traitement.

Éther.

Alger, 1846. C'est après avoir perdu 21 malades sur 22 traités par la médication antiphlogistique, que M. Besseron se décide à recourir aux inhalations éthérées.

« Les inspirations éthérées, dit M. Besseron, ont été administrées à doses fractionnées, 4, 6, 8, 10 inspirations, renouvelées toutes les deux heures, les demi-heures, et, dans les cas les plus graves, tous les quarts d'heure. Les effets immédiats ont toujours été une fréquence plus grande de la circulation et de la respiration, fréquence qui cédait au bout de quelques minutes pour faire place à une sédation marquée. Les effets sur le système nerveux sont analogues : c'est d'abord un éveil subit de la sensibilité générale : ainsi, les yeux s'ouvrent, les pupilles se dilatent; les muscles se contractent. Dans les cas de somnolence, l'intelligence elle-même semble s'ouvrir; quelquefois le malade s'éveille pour dire : Laissez-moi, finissez. Bientôt se manifeste une sédation marquée. L'agitation diminue. Si le malade est dans le délire, il devient calme, ses paupières se ferment comme malgré lui; mais si l'affection est violente, le calme disparaît bientôt. Dans quelques cas des plus graves, j'ai observé une intolérance marquée dans l'emploi des inspirations éthérées : ainsi, c'étaient des nausées, des vomissements, un sentiment de soif ardente, enfin une répugnance prononcée de la part du malade. Ici, j'ai rapproché et augmenté le nombre des inspirations. Après vingt-quatre, trente-six heures au plus, la tolérance s'est établie, et les malades prenaient avec plaisir le médicament que naguère ils refusaient avec obstination; c'est alors que la médication produit les effets curatifs les plus sûrs et les plus satisfaisants. Le premier effet thérapeutique de l'éther, le premier symptôme qu'il fait disparaître, c'est l'insomnie; le sommeil survenant, avec lui disparaissent la céphalalgie, le trouble de l'intelligence, l'agitation musculaire. Ce sommeil est calme, réparateur, donnant à toutes les fonctions l'harmonie du sommeil naturel. Ainsi, la face est pâle, épanouie; la respiration lente et régulière. Si l'on provoque le réveil, il n'y a ni bâillement, ni pendiculations, ni lenteur, ni engourdissement; le malade est aussitôt prêt à donner des réponses nettes et précises sur son état. En même temps que le retour des fonctions cérébrales s'établit, celui des autres fonctions est également observé : la peau devient fraîche et normale; les selles sont naturelles. La roideur de la colonne vertébrale ne résiste pas, mais sa disparition est lente et graduelle. Les effets de l'éther sur le sang sont dignes d'être notés : ainsi, le caillot du sang, après les inhalations, cesse de rester couenneux. Un résultat également digne d'attention, et qui prouve que les inspirations éthérées font plus qu'engourdir la sensibilité, c'est que la diminution graduelle des doses, la suppression même du médicament ne détruit pas les effets obtenus : le malade conserve ce bien-être, cette disposition riante de l'intelligence et du rêve qui lui font aimer et rechercher le médicament. Chez les deux hommes qui ont succombé, l'éther n'a point produit son effet thérapeutique le plus constant. le sommeil; il avait été cependant administré, chez l'un, pendant quatre jours, à doses très-élevées et très rapprochées (10 inspirations de quart d'heure en quart d'heure). La nécroscopie a montré, dans l'un et l'autre cas, des lésions étendues et avancées, mais différentes de celles que j'avais trouvées dans les vingt autres autopsies.

Chez l'un, mort après trois jours de traitement, les veines et les sinus du cerveau sont gorgés de sang noir et concret; les rameaux capillaires artériels sont au contraire pâles : la pie-mère est un peu injectée. Pus concret en arrière de la couche optique. Les ventricules latéraux renferment de la sérosité trouble; leur cavité digitale est littéralement remplie par du pus, une cuillerée dans chacune. Sous l'arachnoïde spinale, il existe une grande quantité de pus, amassé autour de la queue de cheval ; à la face postérieure de la moelle adhèrent quelques flocons mucoso-purulents. L'arachnoïde spinale est diaphane, sans injection. Chez le second, mort après cinq jours de traitement et huit de maladie, les veines et les sinus sont seuls gorgés de sang. La pie-mère, nullement injectée, laisse voir le cerveau d'un blanc de cire. Il existe une grande quantité de pus concret dans le polygone artériel du cerveau, ainsi que sur le lobe médian du cervelet. La substance cérébrale est pâle, décolorée, sans ramollissement. Dans le rachis, une couche de pus concret très-épaisse entoure, comme une gaîne, la moelle du renflement cervical jusqu'au-dessous du renflement dorsal. Ce pus est beaucoup moins concret que dans les cas observés antérieurement ; il se désagrège facilement. Au tour de la queue de cheval, on trouve une quantité abondante de pus séreux. Les grosses veines sont distendues par du sang coagulé. La consistance de la moelle est normale. Dans les deux autopsies, les organes des autres fonctions ont été examinés avec un soin minutieux ; ils n'ont présenté à l'observation aucune lésion digne d'être notée. L'appareil respiratoire a toujours été trouvé à l'état normal. Celui de la circulation seul présentait un sang noir coagulé dans le cœur droit et dans tout le système veineux (1). »

Au 17 mai 1846, M. Besseron comptait, sur douze malades traités par les inhalations éthérées, trois morts, huit convalescents, et un individu en danger.

Opium.

L'emploi de l'opium dans le traitement des maladies caractérisées par un trouble des fonctions cérébrales, semble remonter à une haute antiquité. Nous avons cité (page 4) un passage de Celse qui

(1) Mémoire adressé par M. Besseron à l'Académie des sciences.

rejette, d'après Asclépiade, les déplétions sanguines
du traitement de la *frénésie*, et qui recommande
l'emploi des narcotiques Nous nous sommes demandé si cette double règle avait survécu à l'époque
de Celse. Or, on la retrouve, au moins partielle-
ment, dans les écrits d'Arétée et d'Alexandre de
Tralles. Voici comment s'exprime le premier de ces
auteurs : *Frenelicis somnus et quies conciliandi sunt...*
Magis autem soporiferum est papaver in oleo elixum,
capitis sincipiti superdatum, ipsæ quoque integræ her-
bæ. Ainsi, le sommeil et le repos, *somnus et quies*, con-
stituent ici encore partie importante du traitement,
et le *papaver* continue d'être recommandé d'une manière explicite. Alexandre de Tralles appelle le sommeil le meilleur et même le seul remède du délire :
solum et maximum delirantium remedium. Si les applications externes de décoction de pavot sont insuffisan-
tes, il recommande le diacode, qui guérit l'exaltation :
vigiliis medetur, et refroidit la tête brûlée comme par
le feu : *caput tanquam ab igne adustum refrigerat* (1).
Voici, au reste, le passage complet : *Cum morbus viget*
et vigilias mentisque alienationem invehit... caput im-
plendum decocto papaveris capitum... Nec non unctio-
nibus utendum, ut omni re vigilias exscindamus, som-
numque ægro accersamus : quod solum et maximum
est delirantium remedium. Quod si, his administratis,
vigiliæ et alienationis symptomata perseverent, dato ei
medicamentum, quod a papaverum capitibus diaco-
dion Græci appellant, ad omnia futurum utilissimum.
Non solum enim vigiliis, sed etiam febri medetur. Præ-
terea caput tanquam ab igne adustum refrigerare po-
terit (2).

Ettmuller rejette l'emploi de la saignée, et recommande l'opium, *in augmento morbi, præsertim ubi*
anxii et inquieti sunt ægri. Sydenham dit s'être bien
trouvé de l'emploi de ce médicament dans le traite-

---

(1) Aretæi Cappadocis C. I, p. 143. Curatio phreniticorum.
(2) Alexandri Tralliani L. I, C. XIII, p. 43. De Phrenitide.

ment de la frénésie, mais il ne l'administrait qu'au douzième jour (1). Boerhaave et Van Swieten se servent du sirop diacode. Stoll n'a recours à l'opium que dans la convalescence. Stœrk donne le laudanum jusqu'à quarante gouttes. D'après Hufeland, « l'opium « était le plus prompt et le plus efficace de tous les « médicaments » dans l'épidémie qui ravagea la Prusse pendant l'hiver de 1806 à 1807. Hildenbrand, peu favorable en général à l'emploi de ce médicament, déclare cependant qu'une dose élevée d'opium, administrée une seule fois, est plus profitable que de faibles doses, données avec une certaine insistance. D'après Horn, l'opium a souvent rendu de grands services. J. Frank déclare s'être bien trouvé de l'emploi de ce médicament, et il ajoute : Mon collègue Sniadetzki en a retiré de bons effets, spécialement contre la céphalalgie dans l'épidémie de Wilna en 1812.

Inutile de faire observer que nous n'entendons nullement soutenir l'identité de la méningite cérébro-spinale et des diverses affections plus ou moins vaguement décrites et dont il vient d'être question. Le seul point sur lequel nous insistions est l'antiquité de l'emploi de l'opium dans la thérapeutique de diverses maladies aiguës caractérisées par le trouble des fonctions cérébrales.

A M. Chauffard, médecin en chef de l'hôpital d'Avignon, appartient l'honneur d'avoir introduit l'opium dans le traitement de la maladie qui nous occupe. Ce fut après avoir perdu, en 1840, trente-un malades sur trente-deux individus soumis à la médication antiphlogistique, que ce médecin se décida à recourir à l'opium. Depuis lors, d'autres praticiens ont essayé

---

(1) Ainsi que le fait observer Hildenbrand, la frénésie de Sydenham n'était très probablement qu'un typhus, comme semble l'indiquer la description : *lingua sicca, ingens ac subitanea virium consternatio; partium externarum siccitas; in morbi declinatione diarrhœa.*

ce médicament avec des succès divers, dus peut-être
en partie au mode d'administration adopté. Sous ce
dernier rapport, on peut établir trois méthodes prin-
cipales :

1° Emploi de l'opium à faible dose, avec déplétions sanguines ;

2° Emploi de l'opium à. haute dose, avec déplétions sanguines ;

3° Emploi de l'opium à haute dose, sans déplétions sanguines.

1° Opium à faible dose, avec déplétions sanguines.

A **Strasbourg**, **M. Forget** a administré l'opium dans
sept cas, dont quatre ont été heureux et trois mortels. Après avoir provoqué, au moyen de déplétions
sanguines, la chute de la réaction, il prescrivait le
narcotique contre la persistance de la céphalalgie, du
délire, des spasmes, « et, le plus souvent, dit ce mé-
« decin, ces phénomènes fâcheux *disparaissaient*
« *comme par enchantement.* » Deux fois il en a fait
usage dès le 5e et le 7e jour. La dose quotidienne ne
dépassait pas un demi-grain, ou 25 milligrammes. Les
trois cas de non réussite ne peuvent en rien infirmer
l'efficacité thérapeutique de l'opium, attendu que ce
médicament fut donné en désespoir de cause. Voici
maintenant les réflexions de M. Forget: « Il est si gé-
« néralement admis que l'opium ne convient pas dans
« les phlegmasies, notamment dans celles de l'encé-
« phale ! Mais, en y réfléchissant, j'ai pu rationnelle-
« ment m'expliquer cet effet : c'est que l'élément in-
« flammatoire avait été dompté par les antiphlogisti-
« ques.... On pensera ce qu'on voudra de cette théo-
« rie; il nous suffit de pouvoir certifier les faits, qui
« eurent de nombreux témoins. »

« J'ai administré l'opium, dit **M. Tourdes**, dans
seize cas, jamais à haute dose, mais dans une
proportion un peu plus forte qu'à la clinique de
la faculté, 0,05 d'extrait gommeux d'opium, 0,03

à 0,05 d'acétate de morphine. Sur ces seize malades, dix ont succombé, trois d'entre eux se trouvaient déjà dans un état désespéré et doivent être rayés du calcul; il reste donc sept morts et six guérisons. Chez trois malades qui ont succombé en trois, onze et douze jours, l'opium ou la morphine avaient été prescrits les deuxième. cinquième et sixième jours. Chez les autres. l'administration n'a jamais été faite avant le dixième jour, toujours une médication antiphlogistique très-énergique avait précédé l'emploi de ce moyen. La statistique de ce petit nombre de faits n'est point favorable à l'opium à dose ordinaire, c'est au moins une mortalité de 53 sur 100. Dans le détail des observations, je lui ai rarement reconnu une influence heureuse. J'ai plusieurs fois essayé de calmer le délire, et surtout les douleurs, par l'opium ou la morphine, le plus souvent les symptômes persistaient. »

Paris, 1848 et 1840.— « Nous avons expérimenté l'opium, dit M. Lévy, dans 12 cas, dont 11 ont guéri. Ce résultat serait merveilleux, s'il n'y avait à démêler les éléments de la statistique qui le fournit. D'abord, l'opium n'a été pris au début de la maladie que dans 6 cas, et jamais il n'a été employé seul; sur ces 6 malades, 1 est mort; il avait été saigné une fois, et soumis à une application de 30 sangsues; 1 a guéri rapidement (en 14 jours); il n'a pas été saigné, mais on lui a mis 100 sangsues, 3 vésicatoires, et de la glace sur la tête; dans un troisième cas, l'opium a été vomi; dans un cas, l'opium a augmenté la céphalalgie, et la guérison a exigé soixante-dix-huit jours; dans un cas, la maladie est devenue chronique; enfin, l'opium n'a pas eu d'influence marquée dans le sixième cas de cette catégorie. Chez un malade, l'opium, administré plusieurs jours après l'invasion et à la suite des émissions sanguines, a aussi augmenté la céphalalgie. Deux fois nous y avons eu recours, après l'insuccès du sulfate de quinine, et, dans ces deux cas, sept doses d'opium de 0,05 à 0,25 n'ont pas sensiblement

modifié la marche des symptômes. Trois fois nous l'a-
vons prescrit, dans la convalescence, contre des paroxysmes céphalalgiques ; deux fois avec succès : une
fois il a été mal toléré et remplacé avec avantage par
une potion avec 2 grammes d'eau distillée de laurier-
cerise, et 0,025 de morphine. L'opium a été donné 2
fois dans la forme céphalalgique , 2 fois dans la forme
céphalalgique et délirante , 2 fois dans la forme délirante. 6 fois dans la forme céphalalgique et convulsive,
à laquelle appartient le seul décès de cette série ; la
dose initiale du médicament a été de 0,05 , et chez un
seul malade qui a guéri, de 0,3 ; elle a été portée graduellement à 0,25, et une seule fois à 0.3 ; 7 fois la
durée de la maladie a varié de 14 à 44 jours ; 5 fois , de
50 à 146 jours. »

2° *Opium à haute dose, avec déplétions sanguines.*

C'est en ayant recours à cette médication que M.
Chauffard affirme avoir sauvé au-delà de la moitié
de ses malades. Nous lui empruntons les deux observations suivantes :

XIIe OBSERV.—Une infirmière, âgée de trente ans, robuste, est prise d'oppression, de terreur, d'injection
des yeux, de céphalalgie atroce, de douleurs de la
nuque et du dos, avec rétraction de ces parties. Elle
crie, elle peut à peine avaler ; elle se crispe dès
qu'on la touche. Au lieu de prescrire comme précédemment d'inutiles saignées, je me décide sur-le-
champ pour l'administration de cinq décigrammes
d'extrait d'opium. Le soir, la figure est moins grip-
pée ; moiteur de la peau, mais insomnie ; autre potion avec vingt-cinq centigrammes d'opium, achevée
à quatre heures du matin. A neuf heures elle remuait,
sans trop souffrir, le tronc et la nuque, qui la veille
étaient roides, durs, immobiles ; elle avalait par gorgées et sans spasmes ; elle se plaignait moins de la
tête. L'opium ne l'ayant point assoupie, quoiqu'elle
en eût pris soixante et quinze centigrammes en seize

heures, fut continué, les jours suivants, à la dose de vingt, puis de dix centigrammes. Le cou reprit sa souplesse aussitôt, les yeux cessèrent d'être rouges, mais la voix resta cassée, et la figure conserva une expression d'abattement pendant une quinzaine de jours.

XIII⁰ OBSERV. — Une fille de douze ans qu'on avait vainement traitée depuis huit jours par les saignées et les sangsues, était mourante ; elle était déjà profondément amaigrie ; ses talons touchaient les fesses, sa tête, renversée en arrière, se trouvait sur la même ligne que les talons, et sa colonne épinière se tordait en arc de cercle; les yeux étaient à demi-fermés; cris au moindre attouchement. La tête pendait hors du lit. L'opium fut le seul remède auquel j'eus recours ; elle en prenait deux, trois ou quatre décigrammes dans les vingt-quatre heures : on la nourrissait avec du bouillon froid et de l'eau d'orge sucrée. Deux ou trois vésicatoires furent appliqués et entretenus sur la région rachidienne. Plusieurs fois, la malade parut sur le point de succomber, pouls filiforme, yeux éteints, respiration à peine sensible : l'opium la relevait un peu : elle en prit pendant trois semaines, et guérit.

Philippeville, 1845 et 1846. — « Frappé des premiers insuccès de la médication antiphlogistique, dit M. Lagrave, je n'hésitai pas à employer l'opium. Ce médicament n'avait qu'une action faiblemement sédative sur les phénomènes d'excitation ; il paraissait cependant diminuer l'intensité de la céphalalgie et de la rachialgie. Mais c'est surtout dans l'état comateux que son action était manifeste. Sous son influence, les malades sortaient de leur assoupissement; ils y retombaient, lorsqu'on suspendait son emploi. De nouvelles doses d'opium dissipaient de nouveau les accidents comateux. C'est alors que les émissions sanguines trouvaient leur emploi, plutôt pour diminuer la congestion cérébrale, que pour agir directement sur la maladie. Mais j'employais alors plutôt

les sangsues que les saignées, dans la crainte de voir
tomber les malades dans la prostration Il est difficile
de se faire au juste l'idée d'un médicament, lorsque plusieurs moyens ont concouru au traitement d'une maladie; mais je dois dire que tous les malades qui ont
guéri avaient pris de l'opium. La dose habituelle de
l'opium était de 4 à 6 décigrammes d'extrait gommeux
dans les 24 heures; rarement j'ai été au-delà.

« A Cambrai, dit M. de Séré, le médecin en chef de
l'hôpital, s'apercevant, dès le début, de l'inutilité des
émissions sanguines, voyant l'état des malades s'aggraver à mesure qu'elles étaient répétées, les soumit
au traitement suivant : au début, il faisait pratiquer
une ou deux petites saignées, suivant que l'état inflammatoire était plus ou moins prononcé, et il administrait de 40 à 50 grammes d'huile de ricin pendant deux ou trois jours consécutifs; dès le premier
jour, il donnait l'opium à la dose de 1 décigramme
ou de 15 centigrammes, et portait progressivement
cette dose à 3 et le plus souvent à 4 décigrammes dès
le quatrième ou cinquième jour; il maintenait ses
malades à cette dernière dose pendant quinze, vingt,
et même vingt-cinq jours, jusqu'au moment où il
jugeait la convalescence bien affermie. La plupart des
malades étaient en état de prendre quelques aliments
du dixième au quinzième jour, et la digestion n'était
nullement troublée par cette dose considérable d'o-
pium(1). Quand, dans le courant de la maladie, la réaction inflammatoire se montrait, il la combattait par
de légères émissions de sang. Le régime diététique
était celui des maladies graves. Pendant les mois
d'avril, mai et juin 1848, il est entré à l'hôpital 27
cuirassiers et 2 soldats d'infanterie, en somme 29
malades atteints de méningite cérébro-spinale. Les
premiers entrés, au nombre de 5, ont été soumis au

---

(1) Un malade traité à l'hôpital du Roule (Andrieux) a pris jusqu'à un gramme d'extrait gommeux d'opium par jour, à une époque où il mangeait déjà le quart de la portion.

traitement antiphlogistique le plus rigoureux; tous les cinq sont morts : le premier, au bout de dix-sept heures, le second, au bout de vingt-six heures, et les trois autres au bout de deux et trois jours. C'est à la suite de ce résultat désolant que les nouveaux arrivés ont été traités par l'opium, et, sur 24 malades, il n'y a eu que cinq décès; encore faut-il remarquer que la terminaison fatale n'a eu lieu chez eux qu'au bout d'un temps qui a varié entre huit et vingt-sept jours. Les dix-neuf malades guéris ont eu, pour la plupart, une convalescence assez franche, quoique accompagnée chez quelques-uns de menaces de rechutes, et la sortie de l'hôpital a eu lieu du vingt-huitième au quarante-cinquième jour (1). »

Toulon, 1851. — « Dès le début de l'épidémie, dit M. Grellois, nous avons employé l'opium à dose modérée (30 à 40 gouttes de teinture par jour), et les bons résultats que nous en avons obtenus nous ont engagé plus tard à l'essayer à haute dose, dans des cas qui nous semblaient d'une gravité désespérée. Ainsi, chez le nommé Maillard, nous avons administré *deux grammes* d'extrait gommeux, en une seule dose, et quarante gouttes de teinture à prendre dans la journée. Le lendemain matin, le malade avait repris connaissance sans aucune apparence de narcotisme. Il mourut quelques jours plus tard, mais nous sommes resté convaincu que l'amélioration passagère survenue chez lui était due à l'opium. Chez Pradier, nous l'avons prescrit à la même dose pendant un délire violent, et ce délire s'est bientôt calmé, également sans narcotisme. Chez Roube, même dose, mêmes résultats que dans le cas précédent. »

Xe OBSERV. (2). — Pradier, soldat au 5e de ligne, bonne constitution, tempérament lymphatique, malade le

---

(1) **Thèse sur** *la Méningite*, par **M. de Séré. Paris, 1848.**
(2) **Rapport de M. Grellois.**

1er mars, est apporté à l'hôpital de Toulon le 2 mars 1851. — Décubitus dorsal, tête renversée, face anxieuse au plus haut degré, délire violent, vociférations, mouvements généraux désordonnés (il faut recourir à la camisole de force); absence complète de tout sentiment, pupilles fortement contractées, pouls petit et rapide (102); langue sèche et râpeuse; peu de soif, point de vomissements; respiration accélérée; battements de cœur précipités et irréguliers; roideur du cou et du dos; le malade pourrait être enlevé tout d'une pièce. Prescription : limonade émétisée; saignée de 500 grammes; 2 décigrammes d'extrait gommeux d'opium à prendre de suite; 40 gouttes de teinture d'opium pour la nuit; vésicatoire large sur le cuir chevelu; calomel 1 gramme; frictions sinapisées. — Le 3, point de selle ni d'urines depuis la veille; la nuit a été affreuse, il n'y a point d'amélioration. Mêmes prescriptions que la veille, moins la saignée et l'extrait gommeux d'opium. — Le 4, même état; mêmes prescriptions, excepté 2 gouttes de croton-tiglium au lieu de calomel. —Le 5, idem; l'huile de croton ayant été sans effet, nous donnons le calomel uni au jalap, de chaque 1 gramme. — Le 6, une selle copieuse pendant la nuit; du reste, même état, mêmes prescriptions. — Le 7, le délire est plus calme et n'est point continu; on a pu enlever la camisole de force. Les pupilles sont fortement dilatées. Même traitement. — Le 8, selle abondante; le malade comprend ce qu'on lui demande, et y répond d'un air hébété, avec une extrême lenteur; il accuse une vive douleur à la tête et tout le long du dos. Mêmes prescriptions; je fais activer le vésicatoire. — Le 9, même état, avec peut-être un peu moins d'intensité; point de selles; les urines sont toujours rares. — Le 10, la détente paraît s'opérer : le pouls est descendu à 82; les douleurs sont peu vives; la dilatation des pupilles et l'hébétude du regard persistent à un haut degré. Une selle la veille; le malade a bien dormi pendant la nuit.

Mêmes prescriptions. — Le 11, même état ; le malade demande à manger ; je lui accorde un peu de bouillon. Même traitement que les jours précédents. — Dès lors l'amélioration va croissant chaque jour ; le vésicatoire est séché. Jusqu'au 19, je continue les potions opiacées à 20 gouttes ; le 19, je supprime les purgatifs, et les selles continuent régulièrement chaque jour ; alimentation en rapport avec la marche de la guérison. Le 27, je la porte à la demi-portion, et bientôt après aux trois quarts. L'air hébété et la dilatation des pupilles persistent, à un degré plus ou moins intense, pendant presque toute la durée du séjour à l'hôpital.

Il sort le 6 avril dans un état de santé parfait, que j'étais loin d'espérer pendant les premiers jours de la maladie.

3° *Opium à haute dose, sans déplétions sanguines.*

Cette médication diffère essentiellement des deux précédentes, et n'a été, que nous sachions, employée que par nous. Nous y avons été conduit graduellement, d'abord par l'insuccès des antiphlogistiques, employés soit isolément, soit avec le secours de l'opium à faible dose ; plus tard, par la constatation de l'influence amoindrissante des déplétions sanguines sur l'efficacité thérapeutique de l'opium à haute dose.

Dans la curation des maladies qui réclament une médication spéciale, il ne suffit pas de la connaissance du médicament, il faut encore posséder les règles qui doivent présider à son maniement. La thérapeutique de la syphilis, celle des fièvres d'origine palustre, attestent l'exactitude de cette proposition. Or, ce qui est vrai du quinquina, du mercure, en ce qui concerne ces deux diathèses, l'est également de l'opium en ce qui regarde le traitement de la maladie qui nous occupe. Nous avons étudié, depuis quelques années, avec beaucoup de soin cette grave question de thérapeutique médicale, et nous allons exposer très-succinctément les règles auxquelles nous ont conduit une longue observation et de nombreux tâtonnements.

L'extrait gommeux d'opium est la préparation dont nous nous servons habituellement, et nous l'administrons en solution dans une faible quantité de tisane ou sous forme pilulaire. La gravité de la maladie et l'impérieuse nécessité d'agir rapidement imposent au médecin le devoir de ne rien négliger pour acquérir la certitude de la bonne qualité du médicament.

Opposer une diathèse médicinale à la diathèse morbide, c'est-à-dire créer le plus promptement possible dans l'organisme un état général incompatible avec la production de l'ensemble symptomatologique qui caractérise la diathèse cérébro-spinale, telle est la pensée médicale qui préside à notre plan thérapeutique. Ce principe constitue, peut-être plus qu'on ne le pense, une règle de thérapeutique générale; mais, pour le moment, nous n'entendons l'appliquer qu'à la méningite cérébro-spinale. Pour remplir l'indication dont il s'agit, nous avons recours à l'opium, donné, dès le début, à une quantité proportionnée à l'ensemble des phénomènes qu'il s'agit d'éteindre, et continué ensuite à dose fractionnée, jusqu'à la complète disparition de ces mêmes phénomènes. Le retour à la santé, ou la cessation progressive de la tolérance, cessation annoncée par la production des effets normaux de l'opium, indique l'opportunité de diminuer ou de suspendre l'administration du médicament. Voilà, en peu de mots, le but vers lequel se dirigent nos efforts.

Examinons les détails d'exécution.

Nous avons l'habitude de proportionner la dose initiale à l'intensité des phénomènes cérébro-spinaux. Ainsi, plus le délire, les convulsions, les contractures, le coma, le tétanos, la douleur sont prononcés, plus aussi la tolérance pour l'opium existe à un degré élevé, et plus aussi il nous paraît impérieusement indiqué d'agir vigoureusement. Dans le principe, nous débutions par un ou deux décigrammes. L'expérience nous ayant enhardi, nous avons donné à plusieurs fois, en présence de nombreux témoins, cinquante centigrammes et même un gramme d'opium en une seule prise, sans avoir jamais à nous en repentir.

Après cette dose initiale administrée conformément aux règles qui précèdent, nous donnons cinq à dix centigrammes d'opium toutes les demi-heures. Un mieux prononcé vient-il à se manifester, ou survient-il un peu de somnolence, on ralentit ou l'on suspend l'administration de l'opium. On recommence selon les mêmes règles, si le mieux faiblit, ou si, au sortir du sommeil, les phénomènes morbides reparaissent. Nous avons vu des malades entrer franchement en convalescence au sortir même de ce *sommeil d'opium*, observation qui rappelle l'axiome d'Asclépiade : SUB HOC ENIM SOMNO PLERIQUE SANESCUNT. Dans d'autres circonstances, le mieux se prononce sans sommeil médicinal préalable. Chez plusieurs malades, nous n'avons jamais pu le produire, autre observation confirmative de la doctrine antique : SOMNUS DIFFICILIS. Dès que le mieux réel se manifeste, la tolérance baisse, et nous avons constaté itérativement le fait curieux d'individus dormant, dès leur entrée en convalescence, sous l'influence d'*un grain* d'opium, alors que des doses considérables, administrées la veille ou l'avant-veille, s'étaient montrées impuissantes à provoquer le plus léger sommeil.

Cette tendance des convalescents à dormir sous l'influence d'une simple pilule d'opium, fait naître chez quelques-uns une certaine répugnance pour la continuation du médicament, répugnance contre laquelle le médecin doit se tenir en garde. Nous avons eu lieu d'attribuer une récidive complètement inattendue, survenue chez un homme en pleine convalescence, à ce que l'opium, prescrit à titre préventif, n'avait pas été pris, malgré l'ordre très-précis donné au chirurgien de service d'en surveiller l'ingestion.

L'opium, dans le traitement de la méningite cérébro-spinale, ne nous a point paru augmenter la constipation ; nous avons même vu des malades, qui prenaient au-delà de trois grammes d'opium par jour, présenter, sans le secours de lavements, des gardes-robes presque naturelles. Tant il est vrai que la diathèse et l'idiosyncrasie modifient parfois l'action normale des médicaments.

Le docteur Leigh, cité par le professeur Christison (1), rapporte qu'un de ses amis avait l'habitude, lorsque le sommeil l'empêchait de travailler, de prendre trente gouttes de laudanum, pratique qui le réveillait et le mettait en état de continuer ses études. Lorsque, après deux heures, l'état comateux de l'opium commençait à se produire, il le dissipait en prenant cent gouttes de laudanum de plus ; mais alors se produisait une gaîté folle qui se traduisait par le besoin de rire, de chanter, de danser. M. Schearman rapporte l'histoire d'un ivrogne qui, après s'être enivré avec de la bierre et de l'eau-de-vie, avala deux onces (soixante grammes) de laudanum. Pendant cinq heures, il ne se produisit aucun phénomène appréciable, et ce ne fut qu'après ce laps de temps que les phénomènes d'intoxication se manifestèrent, lesquels ne tardèrent pas à être suivis de mort. Pinel rapporte l'histoire d'une dame atteinte de cancer, à laquelle il fallait donner jusqu'à cent vingt grains (six grammes) d'opium. Le docteur Clapmann cite un autre malade qui prenait jusqu'à *trois pintes* de laudanum par jour. Mais l'exemple le plus curieux de l'influence exercée sur l'opium par une disposition spéciale de l'organisme, est, sans contredit, celui

---

(1) *A Treatise on poisons, in relation to medical jurisprudence.* Edinburg, 1834, 5ᵉ édition p. 649.

que rapporte le célèbre anatomiste Falopia, dans le passage suivant : *Princeps jubet ut nobis dent hominem quem nostro modo interficiamus et illum anatomizemus. Cui exhibui drachmas duas opii; sed adveniens paroxysmus (nam hic patiebatur quartana), prohibuit opii actionem. Hic gloriabundus rogavit ut bis adhuc adhiberemus, quod, si non moriretur, ut procuraremus pro ejus salute apud principem... Rursus illi exhibuimus, extra paroxysmum, duas drachmas opii, et mortuus est.* (Falopia, *de tumoribus prœt. nat. c. XIV.*)

Xᵉ OBSERV.—B..., 25 ans, constitution vigoureuse, soldat au 14ᵉ de ligne, est apporté sur un brancard, le 7 novembre 1850, à l'hôpital du Roule, à l'heure de la visite du matin. Assoupissement, décubitus latéral en Z, vive douleur à la nuque, impossibilité de fléchir la tête sur la poitrine, rachialgie, pouls petit, 65 pulsations, constipation. Cet état s'est déclaré subitement dans la nuit qui a précédé l'admission à l'hôpital.

Nous administrons nous-même un demi-gramme d'opium dans deux cuillerées de tisane, en une seule prise. A 4 heures du soir, amélioration ; le malade exprime sa surprise d'être à l'hôpital, il accuse une forte céphalalgie occipitale. Nous lui faisons prendre trois décigrammes d'opium. Pas de sommeil pendant la nuit.

Le 8, vomissements de matière verte, persistance de la céphalalgie occipitale et de la rigidité du cou. Un demi-gramme d'opium donné la veille n'ayant pas produit le moindre narcotisme, ayant, au contraire, dissipé la somnolence morbide, nous ingérons au malade un gramme d'extrait gommeux d'opium, en une seule prise, et nous recommandons au chirurgien de garde de donner cinq centigrammes toutes les demi-heures, jusqu'à production de légère somnolence. A trois heures du soir, le chirurgien de garde nous déclare que le sommeil s'étant manifesté dès le matin, il s'est abstenu de continuer l'opium. En effet, nous constatons un état comateux avec respiration stertoreuse. Le malade ne répond plus à nos questions, et nous commençons à craindre d'avoir agi le matin avec un peu trop d'énergie. Ayant élevé fortement la voix et pincé le malade par le nez, nous sommes immédiatement rassuré ; en effet, B... s'assied brusquement, en répondant : *Ça va bien, ça va très-bien.* Cependant, dès que nous baissons la voix, le malade ne répond plus, et semble dormir assis. L'effet de l'opium était évident ; nous l'avions désiré, seulement nous l'eussions préféré à un degré moindre. Persuadé de la disparition spontanée de cet *état médicinal*, nous nous bornons à prescrire un lavement purgatif.

Le 9, persistance de l'effet de l'opium. Quarante grammes de café en infusion, lavement purgatif. A trois heures du soir, le narcotisme a diminué, l'intelligence a reparu, les mouvements du cou sont libres. A minuit, paroxysme, céphalalgie occipitale atroce, délire, cris hydrencéphaliques, vomissements.

Le 10, persistance d'un peu d'assoupissement, roideur du cou. Café, quatre-vingts grammes en infusion. Le 11 et le 12, amélioration sensible, disparition de la céphalalgie, persistance de la roideur du cou, retour de l'appétit. Café, quatre-vingts grammes. Du 13 au 17, continuation du mieux, alimentation croissante. Le 18, au milieu de la nuit, et sans cause appréciable, céphalalgie atroce, chaleur et fièvre. Conformément aux instructions, le chirurgien de garde revient à l'opium, et le porte à cinq décigrammes. Le 19, état très-satisfaisant. Le 20, céphalalgie le soir, calmée avec une potion opiacée ordinaire. A dater de ce jour, B... entre franchement en convalescence, et quitte l'hôpital du Roule, parfaitement guéri, le 25 décembre.

XIIe OBSERV. —Hubert, 23 ans, soldat au 5e de chasseurs à pied, est apporté à l'hôpital du Roule le 12 juin 1851. Il est malade depuis trois jours : céphalalgie occipitale, pupilles dilatées, délire, somnolence, trismus, rachialgie, constipation, vomissements de matière verte. Le chirurgien de garde, nouvellement arrivé, pratiqué, contrairement aux instructions, une saignée de 400 grammes. Le lendemain matin, aggravation des accidents de la veille; pouls à 50. Nous faisons prendre devant nous un demi-gramme d'opium ; un autre demi-gramme d'opium est donné une demi-heure plus tard. Deux pilules de cinq centigrammes chacune sont administrées d'heure en heure dans le courant de la journée. Pas de narcotisme. Le 14, grande agitation, un demi-gramme d'opium à la visite. Calme momentané. L'agitation reparaît au milieu de la journée ; elle se dissipe sous l'influence de six pilules d'opium, données d'heure en heure. Le 15, même état que la veille ; même prescription. Le 16, mieux sensible, intelligence complète, plus d'agitation, plus de somnolence; pouls à 45. Opium, deux décigrammes à la visite ; cinq pilules d'opium dans la journée ; un peu de somnolence. Le 17, même état, même prescription. Le 18, agitation, céphalalgie occipitale, vomissements. Opium, un demi-gramme; légère somnolence. Le 19, céphalalgie, vomissements. Quatre décigrammes d'opium à la visite, et quatre pilules dans la journée. Amélioration notable, pouls à TRENTE-CINQ. Le 20, toute apparence de maladie a disparu. On donne, à titre préventif, un décigramme d'opium qui endort un peu, et l'on continue cette médication jusqu'au 29, en élevant rapidement l'alimentation. Hubert sort le 30 juin, parfaitement rétabli, dix-huit jours après son entrée.

Si l'on embrasse dans leur ensemble les faits qui se rattachent à l'emploi thérapeutique de l'opium dans le traitement de la méningite cérébro-spinale, on trouve un accord remarquable dans l'affirmation de l'innocuité de cette médication, quelle que soit la dose à laquelle le médicament ait été élevé. Quant à l'efficacité, même accord des expérimentateurs pour attester l'action héroïque de l'opium à haute dose, alors que plusieurs praticiens expriment le regret de s'être renfermés dans des doses trop faibles.

TABLE DES MATIÈRES.

Imprimé par Henri et Charles Noblet, 56, rue St-Dominique.